運を引き寄せ
人生が思い通りになる
呼吸メソッド

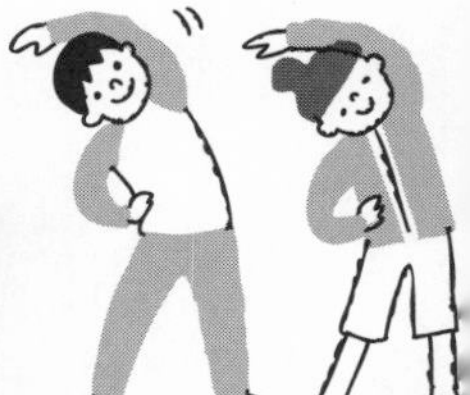
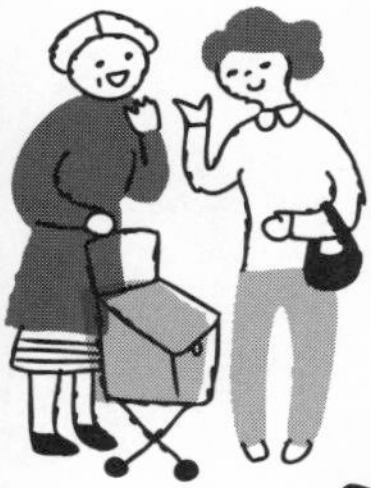
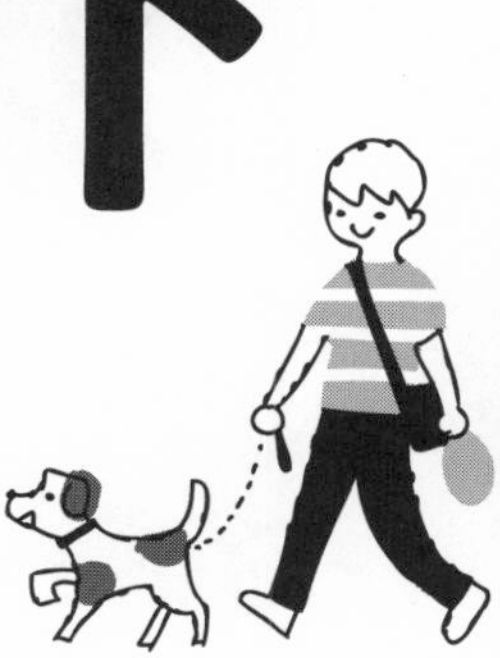

原アカデミー株式会社 代表
名誉心理学博士（U.S.A）
原 久子

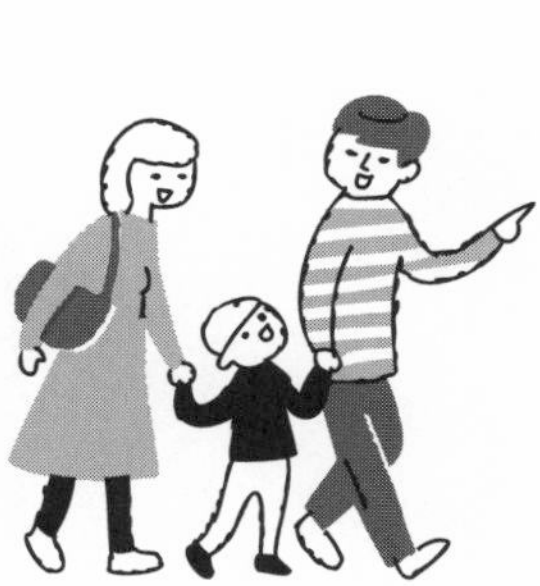
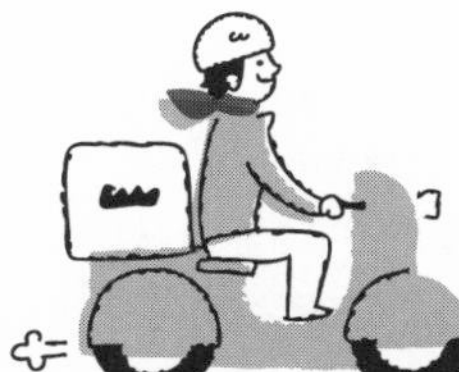

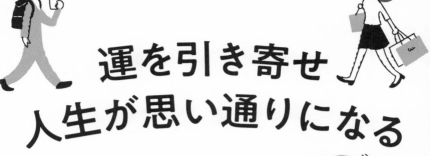

KKロングセラーズ

はじめに……自分を変えられる人だけが、相手を変えられる！

現代人のストレスのほとんどは、人間関係が原因です。

多くの人々は、自分が周りの人々と調和し、円満な対人関係が築けていれば、よけいなストレスを抱えこまずにすむものです。

それでは、周りの人々と上手につきあっていくには、いい人との出会いを実現するにはどうすればよいのでしょうか？

対人関係で互いに不調和な関係になってしまったときに、いくら相手の考えや行動を変えようと思っても、自分の望みどおりに相手を変えることができないことを、多くの方は体験されていることと思います。しかし、そのことを体験していながら、自分の中にある原因を見つめたり、改めようとしないために、相手が変わることを願ってしまうのです。

たしかに、自分はそのままで相手が自分の思うようになれば楽でしょう。ところが、自分を変えることすらできない人が、相手が変わることを望んでいるのです。このことに気づけないと、変わってくれない相手を見る度に、心が動揺したり、引っかかったりしていき、そこから悩みがはじまっていくのです。

したがって、いい人間関係を築くコツは、自分が相手に求めた「こうあってほしい人」に、自分自身が変わっていくことです。

なぜなら、現実の世界は私たちの心を映しだす鏡のようなものだからです。

やさしい心を持った人には、やさしい人が集まり、愚痴っぽい人には同じような人が寄ってきます。ですから、今、人間関係で悩んでいる方は、相手を変えようとするのではなく、自分が変われば周りも変わっていくことを、この本を読んで気づいていただければうれしく思います。

自分を変えるということは、自分の心の中にあるマイナス的な考え方や思い方をプラスの方向に改めていくことなのです。それができたとき、それまでの世界は一変することでしょう。人間関係が調和されていき、仕事もスムーズにこなしていけるようになり、プライベートも充実する……と、毎日が本当に楽しく、生きていることそのものがうれしいといった状況が訪れることでしょう。

そうした幸せへの扉を開く鍵が、この本でご紹介する瞑想呼吸法です。

私の提唱する瞑想呼吸法の数々は、私自身の長年にわたる体験と、私が主催するセミナーをとおして、大勢の方々が体験し、その効果を実証してきたものです。

この呼吸法は、仕事上の人間関係や夫婦関係、親子関係、友人・異性関係など、あらゆる人間関係の悩みや苦しみから解放するスーパーメソッドといえるでしょう。

この本を手にとってくださった方々は、それぞれに、いろいろな人間関係の悩みを抱えていることと思います。

人づきあいが上手か下手かは、性格や能力には関係なく、自分の心次第なのだということをまず理解していただき、この本に書かれている瞑想呼吸法を修得されて、よりよい人間関係を築いていただければ、これに勝る幸せはありません。

原　久子

＊もくじ

はじめに……………自分を変えられる人だけが、相手を変えられる！　3

1章

人間関係に自信がつく「瞑想呼吸法」　13

＊トラブルの原因は、「自分のなか」にある！

なぜ、自分が変われば相手も変わるのか　14

相手を認められる人だけが、人からも大切にされる　16

マイナス思考をする人の周りに、トラブルは集まる　17

〝心の浄化〟が、プラスのエネルギーを生む　19

病気のために〝マイナスの思い〟で固まっていた昔の私　24

〝心の浄化〟をしない瞑想には効果が現れない理由　28

自律神経は自分の意志でコントロールできる　32

マイナスエネルギーは雑念しか生まない　34
職場や学校でトラブルがおこる本当の理由　36
相手の〝プラス度〟〝マイナス度〟を見分けるコツ　38
私たちの心の奥に輝く「真我」　40

2章

呼吸を深めれば「理想の自分」に変わりはじめる　43

＊潜在能力を１００パーセント発揮できる理由
自分を見つめ直せば、人は誰でも変われる　44
潜在意識からのメッセージを〝受けとりやすくする方法〟　46
理想・希望が実現するための条件とは　50
瞑想呼吸で引き出される、あなたの潜在能力　51
〈実習❶〉ストレッチ……瞑想呼吸法の効果を高める　56
手／腕／首／肩／腰と脚

〈実習❷〉丹田呼吸法……深い呼吸でリラックス状態に 72
〈実技篇❶〉座位の呼吸法……いつでもどこでもすぐできる 75
〈実技篇❷〉五体投地の呼吸法……気分転換にも最適 78
〈実技篇❸〉寝ながらの呼吸法……疲れしらずの体をつくる 80

3章

《実践篇》人づきあいのストレス、悩みがなくなる

＊苦手な人、キライな人とのこじれた関係をときほぐす
「太陽呼吸法」「和解の呼吸法」 85

人間関係の願いをかなえる呼吸法①

太陽呼吸法……活力と喜びが心と体にみなぎる 86
相手を嫌っているうちは、トラブルは解決しない 89
「感謝の心」が幸せを呼ぶ 94
プラス思考を持続させるために 97
怖れや不安からの解放がストレスをなくす 99

実践！　太陽呼吸法　101

人間関係の願いをかなえる呼吸法②
和解の呼吸法……トラブルがすっきり解決する　106
苦手な人、キライな人は自分の心を映す鏡　109
意味のない出会いはひとつもない　114
実践！　和解の呼吸法　116

4章

《実践篇》「大切な人」「憧れの人」との幸せな関係をつくる

＊最高の運を呼び込む「満月呼吸法」と「感謝の呼吸法」　119

人間関係に奇跡をおこす呼吸法①
満月呼吸法……何事にも動じない自信が生まれる　120
心の状態は「満月」でわかる　123

「人にどう思われるか」に恐れを感じなくなる　124
実践！　満月呼吸法　127
人間関係に奇跡をおこす呼吸法②
感謝の呼吸法……憧れの人との〝縁〟を確実なものにする　130
「プラスの思い」が、相手の心を開く　132
豊かな人脈が自然に広がりはじめる　136
親子、家族関係の円満が、すべてにプラスに作用する　138
実践！　感謝の呼吸法　142

5章
真の願いはすべて実現できる　145
＊原久子のメンタルヘルスケア・メッセージ
憧れの人、理想の恋人に出会いたい人へ　146
「どうしても変わってほしい相手」がいる人へ　148
家族とうまくいかなくて悩んでいる人へ　151

仕事のストレスで悩んでいる人へ 153
「自分の意見や気持ちをうまく伝えられない」と思っている人へ 159
内気で自信がない人へ 162
口ベタ、上がり症の人へ 165
すぐにカッとなってしまう短気な人へ 167
最高の友達を得たい人へ 169
生きがいが見つけられない人へ 170

6章 人生を変えた奇跡の体験 177

＊「私の瞑想呼吸法」体験レポート
呼吸法で、家族も私も幸せになれた！ 178
恨みつづけた義母と和解できた 180
わずか三日目で最初の奇跡 183
悩みの根本原因に気づいた私 184

求めていた答が見つかった 187
人、仕事、お金が自然に集まる人間になれた 191

編集協力　株式会社 全通企画
本文イラスト　勝山英幸
新城 優

１章

人間関係に自信がつく「瞑想呼吸法」

＊トラブルの原因は、「自分のなか」にある！

なぜ、自分が変われば相手も変わるのか

理想的な自分になることは、そう簡単なことではありませんが、その気になればなれるのです。

職場や学校において、どんな簡単なことでも喜んで取り組んだり、逆に、ともすれば重荷になってしまうようなことでも、勇気を出して引き受けてみたり、何気ないことでも、それらの物事に立ち向かう姿勢が充実していれば、周りの人たちはあなたに好意を持つでしょうし、あなたのことを信頼してもくれるでしょう。

逆に「こんな簡単なこと、私がやらなくても誰でもできるんじゃないの?」とか「こんな重要な仕事できるわけないわ」というように、すべてのことに対してマイナス的な考えが働いてしまうと、その方の人生は望んでもいないマイナス的な方向に向かっていってしまうものです。それに追い討ちをかけるかのように「あの人には任せられない」と評価まで下がってしまい、信頼を失うことにつながりかねません。

ですから、ものごとに取り組む姿勢を見直して積極的な態度に変えると、マイナスに向

かいがちだった考え方も前向きになってくるものです。そうすると周囲もあなたのことを頼もしく思うようになって、やがてそれが信頼へと変わっていくことでしょう。

こうして心構えひとつ変えるだけで、あなたは周りの人との信頼関係を築くことができるようになり、次第に人脈も広がっていき、その結果、あなたのことを評価する人が増えてくることは間違いありません。

こうした考え方というのは職場ではもちろんのことですが、家族や親戚、友人、恋人にいたるまで同じことです。ですから、たとえば運命を左右するかのような大きな局面に向き合ったときに、自分自身に限界を感じてしまって、「どうせ自分なんか」「あの人みたいにはなれないわ」というような卑屈な考えを持っているようでしたら、まずは自分自身を見つめ直すことからはじめることをすすめます。

自分は絶対悪くない、あの人が悪い、あの人が変わってくれたらよいと思っているのであれば、その前に自分を変える努力をすることからはじめてみましょう。そうすれば今までとは違った世界が見えてくるでしょうし、素晴らしい人間関係を築ける瞬間を体験できるでしょう。

相手を認められる人だけが、人からも大切にされる

自分にとって好ましくない人や苦手な人、なんとなく気の合わない人を心の底から認めるというのはむずかしいと思っている人が、慌ただしい現代社会においては多いようです。
たとえば職場での出世争いにしても、自分がライバル視していた同僚が自分より上の役職についてしまったときに「あの人は絶対自分より能力が低いか、同じくらいの実力なのに、なぜ先に昇進したのかしら」と焦りと嫉妬心が働いてしまったり、友達も少なく自信のない人が、職場やクラスの人気者を見て「どうせ私なんか誰も相手にしてくれないわ」と落ち込んでしまったりしているとしたら、心に余裕がなく、ものごとをマイナス的にとらえる癖が長年身についてしまっているのです。

自分は相手よりレベルが下だとか、好かれていないとか思ってしまったときには、相手を批判したり、自分を責めたりする前に「なぜ相手は自分より先に抜擢されたのだろう」とか「なぜあの人はいつも人気があるのだろう」と冷静に相手を観察することからはじめてみることが大切です。

その観察から相手のよい面を探し、そして自分に不足しているところや補っていかなくてはいけないところを客観的に見ていくことです。

出世したい、人気者になりたいといくら叫んでみたところで、周りからは「何いってるの？」と見られて終わってしまうのが関の山です。

自分自身を見つめ直して、相手のよいところを素直に認める、という寛大な気持ちが生まれてこそ心にゆとりが生まれ、より大きな自分に成長し、周りの人から認められるようになっていくのです。

まずは素直に相手の素晴らしさを認め、そして学び、また自分の足りないところは直し、こうありたいと思う自分の姿をしっかりと心の中に持ち続けることが、あなた自身を成長させることにつながっていくことでしょう。

マイナス思考をする人の周りに、トラブルは集まる

相手を嫌ったり避けようとすると、当然相手も「この人は自分のことを嫌っている」と気づき、人間関係はうまくいかなくなります。

これは子どもたちのいじめの原因にもつながるのですが、いじめ問題というのはどうしても、いじめた側にだけ一方的に問題があるように見られがちですが、実はいじめられる側にも問題があるということを、みなさんは見落としていないでしょうか。

いじめる側に回る子というのは、えてして親からさまざまなことで圧力を受けてフラストレーションが溜まり、それらを発散させるような形で相手に対して危害を加えていきます。

逆にいじめの被害者になる子はやさしい心の持ち主が多いのですが、自信がなかったり、マイナス的に思う癖が身についていることが多いようです。「自分はだめだ」「いじめられてしまうかもしれない」とビクビクしていたり、マイナス的な思いが強いお子さんに、加害者はなぜか引き寄せられてしまうのです。その結果、いじめが起こるのです。

すべてのものごとには原因と結果がありますので、勇気を持ってお互いがその原因に立ち向かっていかないと、最後には自ら命を絶ってしまうという、とんでもない悲劇が訪れることもあるのです。「なぜ自分はこんな目に遭うんだ」「どうすればいいのだろう」と悲観的になる前に、真剣に「なぜそうなってしまっているのか」その根本的な原因をしっかり見ていかないと、ものごとは解決していかないでしょう。

好ましくない出来事に出合ったときには、なぜ、どうしてと、ものごとの根本的な原因を他に見るのでなく、自分の中に探していくと、意外に早く答えがわかったり、自分自身や相手のことを知る近道になったりします。そして苦手だった相手と和解できる方法がおのずと見つかっていくものです。

このようにいくつかのプロセスを踏まえて、心のモヤモヤを拭い去ることができたとき、あなたは一人の人間として大きく成長することができるでしょうし、また周囲の人に対しても、今まで以上に良好な人間関係を築けるようになっているでしょう。このように心の悩みや引っかかり、苦しみなどをとりのぞくことを、心の浄化というのです。

〝心の浄化〟が、プラスのエネルギーを生む

本来、私たちは何をしたから幸せになれるというものではなく、何もしなくても楽しいと思えるようにプログラムされています。

このことは、みなさんが正しい呼吸法と瞑想を行って、自分の心のわだかまりや引っかかりをとる心の浄化のための瞑想呼吸法をしていくと、周りの状況は何も変わらなくても、

今いる場所で、心の中から喜びや幸せが湧いてくるようになります。

私が以前、心の浄化を徹底的に行おうと、山に入って瞑想呼吸法をしたあとのことでした。最初山に入ったときは、そのときの小屋の入り口に咲いていたチューリップが普通に見えていたのですが、山から出るときはそのチューリップが輝いて見えたのです。今までは何を見てもあまり感動しないことが多かったので、とても不思議な思いがしました。そして家に戻ると、それまで両親に対して不満を持っていた私の不満の心が消えて逆に感謝の気持ちが湧き、なんて私は幸せなんだろうと感じていました。

こうした出来事は特殊な人間の体験ではなくて、誰にでも起こり得るものだと思います。とかく悩んでいるときは、みんな相手が悪いとか周りが悪いと思っている人が多いのですが、実際、自分の心を見つめて、心の中のわだかまりや引っかかりをとりのぞいていくと、現実の世界での感じ方やとらえ方が変わっていき、心の中がプラス的な思いで満たされていきます。

その結果「こんなにうまくいっていいのかしら」と思うくらい状況が変化し、ものごとが自分の望む方向に実現しはじめ、人間関係もよりよい方向に変わっていくことでしょう。

そもそも人間関係というのは、自分の心から発しているエネルギーの波動（波長）によって、自分と同じ波動を発している人が集まってきます。ですからよい人間関係を築きたければ、自分がいい人になるよりほかありません。

私のところに相談にみえた方で、「友達に恵まれなくて、人からも裏切られ、だまされ続けている、なぜこんなことになるのかさっぱりわからない」と悩んでいる方がいらっしゃいました。

これは本人の日頃思ったり感じたりしていることが否定的で、常にマイナス的なエネルギー波動を出しているために、同じような人を引きつけてしまっているのです。もし本人の思い方、考え方、感じ方が積極的に変わるようであれば、同じ波動を持った前向きの人たちを引きよせることになるので、人間関係のトラブルから解放されていくことでしょう。

人と人とのつながりは、すべて波動、波長でつながっています。波長とは、相手に対して思っていること、考えていること、感じていることのエネルギーであり、そのエネルギー波動は常に四方八方に送られています。人々は各方面の人間から発せられている波動をキャッチして「あの人は嫌だ」「この人はいい」「ちょっと合わない」などと感じているのです。つまり自分と同じような思いや考え方の人たちに引きつけられ、友人になったり、縁を持ったりしているのです。

友人や配偶者などは一見表面的には違って見えても、根本的には同じような思いや考え方の人同士が引かれあい、友人になったり、グループを組んだりしていくことになっています。

たとえば愚痴っぽい人は愚痴っぽい人同士で集まって井戸端会議を開いてしまうのです。誰かのお役に立ちたいと思っている人たちは、同じような仲間でボランティア活動をしたりしています。スポーツや楽しいことが好きな人たちは、それぞれの好きな分野での趣味の仲間たちと集まって遊びます。

仕事での成功や自分が目指す大きな目的を達成できるかどうかは、どのような人と出会うかで決まっていきます。人生の幸不幸も人間関係によって変わってきますから、まず心豊かな素晴らしい人たちと出会って、よい仕事をしたい、また理想的な結婚をしたいと望むのであれば、自分がこうありたいと思う最高の自分になることを決め、理想的な自分を日々創造していくことを心がけていくことが大切なのです。

ところが、常日頃マイナス的なことばかりあれこれ考えていると、マイナス人間ばかりが集まってきます。そうした人たちが集まると愚痴っぽい話が多くなり、そのときは日頃の不満や愚痴を吐き出して、一見胸の内がすっきりしたように思えても、何となく虚しさが残ったり、落ち込んでしまったりします。

しかし心の浄化を行っていくと、「えっ、こんな人生があったの」と思うくらい、今までの人生と違った第二の人生がはじまります。今、自分がどういう人間だろうかと知りたい場合は、まず自分の友達を見ればわかります。今の友人に満足しているのであれば問題ありませんが、でも「どう見てもちょっと……」と思ったら、やっぱり自分自身を見つめ直すのが賢明です。

私自身の話に戻りますが、心の法則を学び、自分を変える努力をはじめてから、人間関係が自分の心の成長具合に合わせて変わっていくことにふと気がつきました。つまり自分の心の成長度に合わせて人が集まり出すようになり、やがて人脈も変わっていきました。

私たち人間には、自由意思が与えられていますので、どんな人間にもなれるのです。歳をとったら豊かな人に成長するとは限りません。どんなことにも感謝のできる心豊かな人になろうと思えばなれるし、ちょっとのことでもイライラしたりクヨクヨすれば、心の狭い人になってしまいます。歳をとったからといって、人間は自然に成長するとは限りません。歳をとれば心が頑なになってますます頑固になる人もいます。自分が本当に変わろうと思わない限り、自然に変わっていくものではありません。

そうした意味においても、まず心を浄化するためには、過去の心の引っかかりをとりのぞいていく作業が必要となります。それでは、どのように、過去の心の引っかかりをとりのぞいて、心の浄化をしていくかということをお話ししていきましょう。

病気のために〝マイナスの思い〟で固まっていた昔の私

もともと私は、このままでは絶対長く生きられないだろうというほどの虚弱体質に生まれました。二歳頃に点滴栄養を補給し、骨と皮しかないほどの体で、このまま命が持つかどうかといわれる状況の中、なんとか一命だけは取り止めました。

そして腸をはじめ、肝臓、腎臓、肺などの臓器が生まれつき弱かったために、その後もいろいろな症状が出てきました。ものごころがついたころから、腸のぜん動運動が弱かったために便秘になり、下剤を飲まないとお通じが出ませんでした。そうした体質ですから排泄がうまくいかず、体内に毒素が溜まり、血液の浄化に関係の深い肝臓、腎臓も悪くなりました。

中学生の頃からお小水の出方も次第に悪くなり、高校生の頃は一日に一回出るか出ないかというまでになっていました。まさに透析治療を行う寸前の状況でした。内臓がそうした状態でしたので、その後、アトピー性皮膚炎やじん麻疹《ましん》、鈍重肝などにかかりました。

今から四十年も前には、アトピーの人は少なくて話題にのぼることのなかった時代です。最初はじん麻疹が毎日出て大変苦しみました。お風呂に入ったりして体が温かくなったときや寝床に入るとじん麻疹が出てきたため、毎日一、二時間は体を掻かないと眠れませんでした。そして夜中には手にできたアトピーを掻きむしってしまい、昼間は包帯を巻かないと外にも出られない状態にまでなってしまいました。

これに加えて、腰痛や神経痛も併発し、しばしばぎっくり腰にも悩まされ、肝臓のほうは常に重苦しいといった状態でした。

また、小学校の高学年ぐらいからは、近視もはじまり、十代の後半には〇・〇一ぐらいまでに視力が落ちました。

さらに困ったことに、腎臓や肝臓が極端に悪くなったために、薬の分解ができず、風邪薬も飲めないような体でした。とくに腎臓の働きが慢性的に悪かったので、体がいつもだるく、しょっちゅう横になっていないと駄目でした。こんな状態でしたから十代後半の頃は、体の調子のいいときがほとんどありませんでした。

そうした苦しい時期を過ごしていましたが、十九歳の頃、あるヨーガの本に出会いました。その中にあった、宇宙の根本法則である「原因結果の法則」と「体が生きている限り、誰にでも、自分の体を治す力となる自然治癒力が備わっている」という二つの言葉にふれてとても救われました。

そして自分の内に秘めている、宇宙の根本とつながっている真我の応援と自然治癒力によって自分の体は自分で治せることに気がついたのです。

それまでは病気はお医者さんが治してくれるものと思っていましたが、そうした考えが間違いであったことに気づいたのです。今の現実はすべて結果でしかないことに気がついたのです。

「今、私がいろいろな病で苦しんでいるのは、それまでの食事の摂り方、ものの考え方、呼吸の仕方など幾多の原因がどこかにあったわけですから、その原因を見つけてとりのぞき、自分の中にある自然治癒力を働かせれば、先天的なものや事故による怪我などは別として、本来のあるべき健康を取り戻せる」という確信が持てたのです。

その後、生まれてから病気の問屋のような状態の自分になってしまったことの原因探しを徹底的に始めました。

ふり返ってみますと、食事はめちゃくちゃでしたし、自分としては結構明るい性格だと思っていましたが、「なんで私だけが、こんなに弱い体なの？」と自分の体を日々疎ましく思っており、心の中にはマイナス的な思いが充満していたことに思い当たりました。

そのほか、体が弱かったために学校の体育の時間も休んで見学していることが多かったなど、さまざまな原因が積み重なり今日に至っているのだということに気づきました。

まず、すぐに食事を変えました。またヨーガの呼吸法にも取り組みました。その頃の私の体はとても硬かったので、ストレッチを始めて少しずつほぐしていきました。

もっとも意識していたことは、「絶対に私は健康になる」と決心したことです。そしてヨーガで学んだ呼吸法や食生活の改善やストレッチ、さらに前向きな思いを持つよう心がけることを続けていくうちに、薄紙をはがすように体がどんどん変わっていきました。

そして便秘やお小水が出にくいといったことは、かなり解消されていきました。なかなか解消されなかったのは近眼と、完治していないアトピーでした。

〝心の浄化〟をしない瞑想には効果が現れない理由

そのころ、私は自分なりに瞑想を行っていました。あるとき、近眼とアトピーが完全に治らない原因は何だろうかと、瞑想の中で自分の心に問いかけてみました。

すると、その原因は腎臓にあると感じました。腎臓は少しずつよくなっていましたが、まだ根本的に治療できていなかったことに気づき、徹底的に腎臓を治そうと決意しました。

腎臓や肝臓は自分で治そうと思っても、なかなか治せないと考えるのが常識です。ところが、私は必ず自分で治す方法があると思いました、そこで、どうしたら治るのかを考えていったのです。

現代医学では、自律神経は自分の意志の力ではコントロールできないとされています。しかし、今から四～五千年位前に多くの人たちによって書かれたといわれるインドのアーユルヴェーダには、さまざまな健康法や人間の生き方などが書かれています。その中に、自律神経は自分の意志の力でコントロールできると記述されているのです。

腎臓、肝臓、腸、血圧など私たちの体の臓器や器官は自律神経の支配下に置かれています。ですから自律神経のバランスの回復がなされれば、多くの病いは治ると私は思い、自律神経の回復をはかっていこうと決め、そのためにはどうしていけばよいのか真剣に考えました。

それまでは、食生活改善やストレッチなど、体の改善に重点を置いていろいろやってきましたが、その後は自律神経の回復をはかるために、心の問題に取り組みました。

ちょうどその頃、今は亡き精神世界の先駆者である高橋信次先生と出会いました。当時、私は瞑想を始めて行きづまっていましたが、高橋先生は私に心と体の関係をとてもわかりやすく教えてくださったのです。

当時、先生の会にはすでにに五十万人もの会員さんがおり、私もその一会員となりました。その頃、会の本部は浅草にありましたが、先生自らのカウンセリングを受ける機会は稀にしかありませんでした。しかし、私の場合は何かのご縁があったのでしょうか。私がお弟子さんの行っていたカウンセリングを申し込んで本部で待っていたときに、ちょうど先生が大阪出張から帰ってこられ、自分の時間があいたから次のカウンセリングは私がしましょうと言われました。それが私と高橋先生のはじめての出会いだったのです。

先生は私のために三時間ほどいろいろなご指導をしてくださいました。そのときは五十万人もいる会員のなかの一人であり、突然のことでもあったので、先生は私については何もご存じありませんでした。当時の私は毎朝六時に起きて瞑想をしていたのですが、いくら瞑想をしても雑念が出てしまい、たまに瞑想がうまくいったと思ったら寝てしまうといった状況に行きづまっていて、その理由がなぜなのかわかりませんでした。

ところが私が質問する前に、先生は私の当時抱えていた悩みに対する回答を見事に答えてくださったのです。先生がおっしゃっていたのは、「あなたはずっと瞑想を続けておられるようだけれども、このままいくら瞑想を続けてもあなたの瞑想は深まらないでしょうね」と言われ、私が抱えていた問題にズバリ答えてくださったのです。

瞑想とは、精神集中を通して自分の内なる心の深い部分に入っていく作業です。まずは集中が深まっていくにつれて無意識の世界に入っていきます。もし無意識の世界に（潜在意識の中に）うらみやねたみ、そしり、愚痴、心配、恐れなどのマイナス的な思いが強かったりすると、その思いが増幅《ぞうふく》されてしまうのです。つまり、それらが瞑想中に雑念となって出たり、さらに心のなかにあるマイナス的な思いが増幅されていくのです。ですから、真我から伝わるインスピレーションを受けるためには、心を浄化することが大切なのです。

本来、私たちの潜在意識にはすばらしい能力があるのですが、無意識のなかにあるいろいろな否定的な思いが邪魔しています。瞑想のときに雑念が出ることは、決して悪いということではなく、無意識のなかに否定的な思いがあることを教えてくれているのだということを知っていただきたいと思います。それは形を変えた否定的な想念です。つまり「あなたの心のなかには、否定的な想念がいっぱいつまってますよ」という潜在意識からのメッセージなのです。

私の場合は長いことそのことがわからなくて、苦しくて悶々としていましたが、高橋先生からそのことを教えていただき、心から納得できました。

私はそれまで八年間瞑想を行ってきましたが、心のお掃除、つまり心の浄化をしないまま行っていました。そのために、瞑想しようと集中すると、否定的な思いが雑念、妄念という形で出てきて瞑想にならなかったのです。

しかし、当時は心の浄化をする方法について書いてある本もなく、誰からも教えていただいたことがなかったので、心の浄化の大切さを知ったときには目からウロコが落ちたような感動を覚えました。

自律神経は自分の意志でコントロールできる

もう一つは、自律神経の問題です。本来、自律神経というのは、生まれたときに先天的に問題がなければバランスがとれて正常に働いているのですが、その後の教育、思想、習慣、環境などの影響で、お父さんやお母さんのマイナス的なものの考え方、または社会の常識、さらには学校のマイナス的発想を持った教育を受けていくうちに、私たちの無意識の中にマイナス的な思いが入ってきます。

たとえば「あなたは駄目だ」とか「能力がない」などと言われ続けると、自信がなくなったり、本当に自分は駄目な人間ではないかと洗脳されてしまうのです。

学校でマイナス的発想の先生から失敗したことばかりを指摘されたり、欠点を言われることが多くなっていくうちに、ますますマイナスの思いのエネルギーが心の中に入ってしまい、年とともにマイナス的な思いが無意識のなかに蓄積されていき、それが心の曇りとなって心の中は不安や怖れでいっぱいになってしまいます。すると、自律神経の中の交感神経を常に緊張させてしまう原因になり、その結果、副交感神経の働きを抑えてしまうのです。

するると自律神経のバランスを崩し、自律神経の働きでコントロールされている肝臓や腎臓、胃、膵臓《すいぞう》、腸などがうまく機能しなくなってしまいます。現代医学においても胃潰瘍《いかいよう》はストレスが原因といわれていますが、ひどいストレスを受けると、胃潰瘍となり、胃がただれて穴まであいてしまいます。この場合は、ストレスから大幅に自律神経の働きが狂ってしまい、本来の胃液のコントロールができなくなっているのです。

私は、自分の体が悪いことを親のせいにしたり、なぜ自分だけがこんな思いをするのかと悲しんだりし続けており、心の中にマイナス的な思いをいっぱい溜めていました。その思いが自律神経を狂わせているということに気がつき、徹底して心を浄化し、マイナスの思いを心の中から消していけば、自律神経は正常になるのではないかという思いが強く湧いてきました。

それまでの八年間ほどの間、私はヨーガのポーズや瞑想、呼吸法そして食事療法などいろいろなことを勉強していました。そして自分なりにいろいろな瞑想もしましたが、どうしても集中できずに続かなかったのです。私には能力がないんだ、駄目なんだと諦めかけていたときに、マーフィーの「思い続けたことは必ず実現する」という言葉に出会い感動し「そんなにいい話があるなら私もやってみよう」と思い、実行に移しました。

目標を書いた紙を見て「私は絶対こういう人になるんだ」「この希望を実現していく」などと思って眠るのですが、何一つとして実現しませんでした。マーフィーの書かれた本を読むと、実現した人の話ばかり書いてあったので、ますます私は落ちこみ「私はやっぱり能力がないんだ」と自信をなくしていました。

マイナスエネルギーは雑念しか生まない

そんなとき高橋先生に出会い、個人指導をして頂いたときに私の希望や夢が実現しない原因がわかりました。マーフィーの言っていることは間違いのない真理で、思い続けることができたことが実現していくのは心の法則なのです。

私が瞑想してこうなりたい、ああなりたいと念じても「こんなうまい話はない」「できるはずがない」「たまたま運がよかったんだ」と次から次へともう一人の自分が、自分の夢を否定していくのでした。そしてついに諦めてしまい、夢を実現していった人と私とはあまりにもかけ離れており、あの本に出ている人は、きっと天才的な人なので夢を実現させることができたに違いないと思っていました。

ところが私が心の浄化に取り組みはじめたところ、マーフィーが提唱することと同じことが起きはじめたのです。心の浄化度に比例して、思ったことがどんどん叶ってしまうようになっていったのです。

さらに驚いたことは、瞑想しているときに雑念が出なくなりはじめたのです。気がつくと一時間くらい瞑想していて、何の雑念も浮かばない自分に気づいたときの驚きを今でも覚えています。

高橋先生がおっしゃっていた、真の瞑想をするには心の浄化がいかに大切であるかということを身をもって体験させていただきました。また私の夢や希望が実現しなかった理由もそのとき明確に見えてきました。

つまり、心の引っかかりをとって、心の中の不安やもやもやした否定的な思いがなくなると、こうありたいという自分の未来のビジョンを描き続けることが可能となり、「できっこない」というマイナス的な思いが浮かばなくなるために希望が実現していくのです。

職場や学校でトラブルがおこる本当の理由

人と人とのトラブルは多くの場合、お互いのマイナス的な思いと思いがぶつかったときに起こります。とくに職場や学校というのは、まったく違う個性を持った者同士が互いに交流をはかる場ですから、ちょっとした勘違いや行き違いからトラブルを招くことも多々あるかと思います。「別に私は何もしていないのに。何でそうなってしまったのかよくわからない」というケースもあるでしょう。

しかし、そこからなぜそうなってしまったのか、と客観的な目でその原因を探し出すことによって、意外なところに解決方法が見つかったり、学ぶべきものを発見することでしょう。

私も昔、そうした人間関係でのトラブルを招いてしまったことは多々ありました。そんなときは、心の世界のことが何も分かっていなかったために、何が悪いのかさっぱり考えつかず、本当に悩んでしまいました。

しかし、心の浄化を進めていくと、ある出来事に出会って、その問題の原因が自分には見当たらないのに、なぜ自分が非難を受けなければならないのかを考えると、その問題とは違うところに、原因があることに気づいたりします。

たとえば私がAさんのことを悪く思ったり中傷したこともないのに、Aさんから中傷され、原因が見つからないことがありました。

ところがよく考えてみると、私は確かにAさんを中傷しなかったのですが、人の噂を信じて全然関係のないBさんを中傷していたことがある自分に気がつきました。つまり、私が過去にほかの人に対して同じようなことをしていたことに、Aさんの一件から気づかせていただいたのです。

私たちは人から傷つけられたことはよく覚えているのですが、自分が相手を傷つけてしまったことは忘れてしまいがちです。自分の身に覚えがないのにトラブルに巻き込まれたり、いわれのない仕打ちをされたとき、自分の側に原因がなくても、その問題から何か学ぶべきことがあるがゆえにいろいろな問題にぶつかっているということを知っていれば、どんなことにも動じない自分になっていけるでしょう。

しかし過去に傷つけてしまった相手に対してお詫《わ》びをしたくても、相手がいないわけですから、許しを乞うことはできません。

そこでこのようなとき、私は相手に自分の過去の過ちを気づかせてくれたことへのお礼も含めて、「感謝」の呼吸法をするようにすすめています。

そのようにして私自身、過去の人間関係で迷惑をかけたと思われるいろいろな方々へのお詫びと感謝を瞑想や呼吸法のなかで行い、心のなかの引っかかりを取ってきました。そして私のセミナーに参加された多くの方々も、人間関係のトラブルを呼吸法と瞑想を使って解消しております。

相手の〝プラス度〟〝マイナス度〟を見分けるコツ

ふだん私たちが使う言葉から、相手がプラス的思考の人かマイナス的思考の人かが分かります。

まずプラス的思考の人から見ていきましょう。これらの人たちは自分の目標が明確で、その目標に向けて前向きな姿勢を崩さず、積極的に行動しているのが特徴です。ですから会話のなかでも「私はこうしていきたい」「そのためにはこのようにしていく」という肯定的な言動が目立ちます。

そして、対人関係においても常に明るく前向きでいるので、周りの人には、その人が魅力的に感じたり、映ったりするものです。その人のプラスのエネルギーを受けて周りの人も元気になります。

ですからプラス的な思いの人の人間関係は円滑に進み、よりよい関係が築かれていくことになります。

ところが、これとは逆にマイナス的な思考が身についてしまっている人というのは、本人は気づいていないでしょうが、周囲の人を落ちこませたり、やる気をなくさせたりして、暗い雰囲気をつくり出してしまいがちです。

なぜこのようなことになってしまうかというと、常に心がイライラしていたり、愚痴が多かったり、また消極的であったりするために、周りの人の元気まで奪い、人から歓迎されない存在となってしまうからです。

また会話も「絶対無理だ」「そんないい話はあるはずがない」などと否定的な言葉を多く発しています。あなたがもしこういうようなタイプの人であれば、まず自己を見つめ直すことからはじめましょう。

そして、なぜこんなに否定的な思いが出るのか、マイナスの考えから抜け出すにはどうしたらよいかを自問自答して、瞑想の中で追及していきましょう。その答えが見つかれば、あなたは今までとは違った考え方や人との接し方ができるようになり、プラス的な思考の人たちと同様の発想や言動ができるようになるでしょう。

自分が前向きで魅力的な人間になりたいと思えば、心の中で何を思っているかをチェックして、マイナス的な思いをプラス的な思いに変える努力をすることです。そうして理想の自分を創造していくことによって、いつの間にか前向きで成長した自分になっていくプロセスを体験できるでしょう。

私たちの心の奥に輝く「真我」

私たちの心は10％の顕在意識と90％の潜在意識とでなりたっています。日常生活では、わずか10％の顕在意識を使っています。

潜在意識は超意識とも無意識とも言われており、自分では自覚できない意識といわれています。ここにはみなさんが生まれてから今日までの思ったこと、行ったこと、感じたこと、話したことが、一寸の狂いもなく心の中に克明に刻まれているのです。

そしてその中身がマイナス的な思いが多いか、プラス的な思いが多いかで人生が変わっていきます。

私もかつて、そうした心の世界の仕組みを全く知らずマイナス的な思いを心の中にたくさん持ったまま漠然とこうなりたい、ああなりたいと瞑想していたので、実現するはずがなかったのです。

なぜならば、私たちの人生では、トータルで一番多く思い続けた事柄が実現していくのが心の法則だからです。10％の顕在意識でいくらこうありたいと思っても、自分は駄目だとかできないという思いが多く心の中にある状態では、駄目な自分やできない自分が実現されてしまうということなのです。

ここで私たちの心の中にある真我についてふれておきます。

潜在意識の一番奥深くに「真我」の部分があります。真我は宇宙を運行している大宇宙体の意識であり、大自然を間違いなく運行している意識でもあります。それと同じ意識が、私たちの潜在意識の奥深くに、真我という形で存在します。

これは無限の宇宙とつながり、その真我には英知が秘められています。英知はすべてを知っているエネルギーのことですから、みなさんが瞑想を通してその部分にふれると、みなさんの人生での役割や、自分が何のために生まれてきたのか、どうすれば幸せになれるかの解答が得られ、また問題を抱えていれば、その問題に対する解答も得られるでしょう。人間関係や仕事のこと、健康など、私たちが普段思い悩んでいることのすべての答えは、その真我の英知の中にあります。

私の提唱する瞑想呼吸法は、その真我の英知にふれるための最もシンプルで、確実で、安全で、早い方法といえます。瞑想呼吸で真我にふれ、そこからのメッセージを受けとり、本当の自分からのメッセージを実践に移していったとき、人との関係は調和されて、真に自分が望む方向に人生が導かれ、実りある人生を送ることが可能となります。そのことを多くの人が体験しております。

2章

呼吸を深めれば「理想の自分」に変わりはじめる

＊潜在能力を100パーセント発揮できる理由

自分を見つめ直せば、人は誰でも変われる

「人間関係に関わるすべてのトラブルの原因は自分自身にある」……このことに気がつけば、あなたの人間関係が良好になることは間違いないでしょう。あとは良好な人間関係を築いていくために、自分をどのように変えていくかに着目すればよいのです。

私が提唱する呼吸法は、瞑想と合わせて行う独自の方法です。このような方法で瞑想を行うのであれば、はじめて瞑想を行うという方でも入りやすいですし、妄想にとりつかれる心配はありません。一回一回意識的に深い呼吸を行うことで、無意識の中にあるマイナス的な世界に引っ張り込まれる心配がなくなるからです。

ノイローゼやうつ病、そして自律神経失調症などの心の病気に悩んでいる人の場合は、呼吸が非常に浅いのが特徴です。そしてこれらの方の心の中には、生まれてから今日までの怖れや心配などのマイナス的な思いを溜めこんでいるため、いきなり瞑想に入ると雑念にふり回されて瞑想ができないか、逆に心の中にあるマイナス的な思いが引き出されて、ますます心が混乱してしまうことになります。

たとえば心の中に恨みの思いを強く持った人が瞑想を続けていくと、その恨みの思いが増幅され、相手への恨みをなんとしてでも晴らしたいと思ったり逆に被害妄想になってしまったりします。呼吸を深くするだけでも、マイナス的な思いを減らすことに役立ち、瞑想呼吸法を修得していくにしたがって、考え方や発想がプラス的な方向に導かれていくことは確実です。

つまり、呼吸を深くすることで心はやすらぎの方向に導かれ、不安や恐怖から解放されていくのです。人間関係の問題やストレスを抱え込んでいる人の多くは、浅く短い呼吸をしています。

たとえば大勢の人の前で話をするときに、上がってしまい緊張のためにうまくしゃべれなかったといった経験は、みなさんそれぞれにお持ちかと思います。過度の緊張状態になると、胸がドキドキし、呼吸がとても浅くて、早くなっていることを体験された方も多いでしょう。

呼吸が浅くなっていると、脳波がやすらいでいるときに出るα（アルファ）波でなく、緊張しているときに出るβ（ベータ）波となっています。心にゆとりがなく、マイナス的思考になりやすくなっているのです。そして、自分はうまくしゃべれないというマイナスの思いが強くなり、そのとおりの結果となってしまうのです。

ですから緊張して上がってしまったときにこそ、深い呼吸をくり返して心を落ち着かせていけば、自然体で話ができるようになるのです。

心と呼吸は密接に関係しあっていますので、マイナス的な思いの多い人は浅い呼吸をくり返しているため、ますますマイナス的想念を持ってしまうという悪循環がくり返されていきます。そうなると否定的な想念エネルギーを四六時中、周りに発信していることにもなります。さらには、人づきあいも明るく円満な方向には進まなくなり、仕事でもプライベートでも、いろいろなトラブルに遭遇するという結果を招きやすいのです。

まずは、瞑想呼吸法を行い、ふだんの呼吸も深い呼吸に変えることからはじめましょう。これまでマイナス的な考え方が身についてしまっていた方も、今からご説明する呼吸に変えることで、マイナス的な思いから解放されることでしょう。

潜在意識からのメッセージを〝受けとりやすくする方法〟

自分を変えていくためのもう一つの方法は、（1章でもすこしふれた）心の浄化です。

つまり、心にわだかまっている問題を解決し、心をすっきりと軽くする作業を行うことです。

とくに心にマイナス的な思いが充満している人の場合には、瞑想呼吸法とともに心の浄化のための瞑想を行う必要があります、ここでは簡単にしかふれませんが、心の浄化のためのメソッドとしては、①内観瞑想、②止観瞑想、③対人関係調和の瞑想があります。

内観瞑想は、両親をはじめ、生まれてから今日まで関わったすべての人に対して、お世話になったことや、お返ししたこと、迷惑をかけてしまったことを調べていきます。そしてそれらの人々と自分との関係から、自分はどういう人間だったのだろうかと、客観的な目で自分を見つめ直していくのです。

すると今まで思っていた自分と違う自分が見えてきます。つまり、周りの人が見ている自分が見えてくるのです。私たちの多くは自分には甘いものです。特別な罪でも犯していなければ、多くの人たちは自分をまあまあだと思っているようです。

ところが「内観」を行って客観的な目で自分が見えてきますと、ほとんどの方は穴があったら入りたいという気持ちになるようです。

しかし、現実の自分に正面から向き合うことができたときに、はじめて人間は自分を変えることができるようになるので、まああいいと思っているうちは、自分を変えることは無理なのです。なぜなら自分を変えるには、勇気と決断と努力が必要とされるからです。そして次のステップである止観瞑想や対人関係調和の瞑想では、トラブルとなってしまった出来事や迷惑をかけてしまった事柄に着目し、トラブルの根本的な原因や迷惑をかけてしまった原因について、疑問追求をくり返しながら徹底的に瞑想のなかで探していきます。

自分では分かっているようで、なかなか変えることができない自分の思い方、考え方の癖などをはっきりとつかみ、その後、同じ出来事への対処が、理想的な自分であったらどのように変化していくかをシミュレーションしていきます。するとその出来事の結末はトラブルではなく、調和の方向に展開していくことに気づかれることでしょう。

今までは相手が悪いからこうなったと思っていたようなトラブルでも、違う自分をそこに登場させて瞑想のなかでやり直してみると結末が違ってしまうのです。するとトラブルが生じた場合、相手だけに問題があるのではないことに気づくことができるのです。その結果、今まで許すことのできなかった相手を許すことができるようになり、心がすっきりとしていきます。

人間関係でつまずいたり、人生で失敗するパターンは、そのマイナス的な思い方の癖（これをカルマともいう）が出たときなのです。もちろん、人によって思い方に違いはありますが、過去の失敗で心に引っかかっている問題や対人関係でわだかまりの残った問題の根本的な原因には、各人のマイナス的な思い方の癖が大きく関わっているのです。心の浄化のための瞑想を行っていただくことで、自分のカルマ（マイナス的な思いの癖）が嫌というほど見えてくることをご理解していただけると思います。

マイナス的な心の癖が分かると、この思い方の癖を直していかない限り、人間関係もよくならないし、今後も同じパターンで失敗を繰り返していくことに気づかされることでしょう。自分のカルマが何であるかをつかんだ後には、過去に失敗した出来事や、人に迷惑をかけてしまった出来事に対し、どう対応すればよかったのかを問い直し、瞑想の中で、その出来事を一つひとつやり直していきます。

人によっては、時間もかかり、また醜い自分の心を見つめ直す大変辛い作業となりますが、これを行うと、心の中の引っかかり、心の中に溜まっていた垢がどんどんとれて、心の中が軽く、さわやかになっていくのが実感できることでしょう。

これによって、自分が本当に人生で望んでいること、人間関係で望んでいること、そのための行動のとり方、考え方など、潜在意識からのメッセージ（インスピレーション）を受けとりやすくなり、自分が真に望む方向に導かれていくことでしょう。

理想・希望が実現するための条件とは

次に、瞑想呼吸法を行うことによって、なぜ自分の希望や理想とする人間関係を築くことができるのかということをお話ししましょう。

理想の実現や、真我実現のためには三つの要素が重要です。

一つは、「自分がこうありたい」「こうなりたい」といった自分の理想や希望を明確にすることです。そして、そのイメージを思い続けることによって、それが本当に自分が望んでいるものであるならば、潜在意識もその実現に向けて応援してくれるでしょう。

理想とは「理に叶った想い」のことをいいます。みなさんはそれぞれ理想や希望を持っていることと思います。しかし、その一方で「そんなうまい話があるはずはない」とか「歳だから無理かな」「お金がないから」「親が進路についてうるさく言うから」など、いろいろ理由をつけて、せっかくの希望を否定する思いが浮かんできませんか。実はここで諦めてはいけないのです。

理想や希望が心に浮かんだり、それに憧れたりするのは、潜在意識からのメッセージでもあるのです。

たとえば総理大臣になりたいとか、相撲取りになりたいという思いは、そうなる可能性のある人だけが持てるものなのです。自分が思えないことや希望したことがないことというのは、実現の可能性のないことといえます。逆に言うと、可能性があるからこそ、潜在意識がメッセージとして理想とする思いやアイデアを送っているのです。

みなさんが心の中で、少しでも「こうしたい」「ああしたいな」と強い思いとして出てくることは、実現可能なのだということをまず知ってください。憧れの人と楽しい結婚生活を送りたいと願えば、それも実現の可能性があることなのです。

瞑想呼吸で引き出される、あなたの潜在能力

理想や希望の実現を望む方には、自分が本当に求めているのは何かを潜在意識に問いかけ、その声に素直に耳を傾けてみることをおすすめします。

よほど心に曇りがある人が、潜在意識からのインスピレーションを得るためには、心の浄化のための瞑想が必要ですが、まずは瞑想呼吸法で脳波をα波の状態にもっていき、潜在意識からのメッセージが受けとりやすい状態をつくり出しましょう。

この瞑想呼吸法を毎日行い、修得するにしたがって心の中のマイナス的な思いは減り、プラス的な思いが増えて心がやすらいでいくことを実感できることでしょう。

私たちの心は、10％の顕在意識（表面意識）と90％の潜在意識とに分けられていることはお話ししました。潜在意識の奥にある真我の部分は、宇宙意識とつながっており、真我に秘められている英知は無限の可能性があるのです。

この潜在意識の中にある無限の能力をいかに引き出せるか、そしてその真我からのメッセージをどれだけ受けとることができるかによって、おのずと希望実現の度合いが違ってきます。

瞑想呼吸を毎日実践し続けていくことによって、私たちの潜在能力はフルに引き出されていきますので、ストレスのない、よりよい人間関係を望む方はこの瞑想呼吸法を修得されることをおすすめします。

私のところに相談に来る方も、多くは心にマイナス的な思いを抱えており、問題の解決方法が見つけられずに困っています。早い人なら二、三週間、私はその方々に瞑想呼吸法を毎日百回を目安に行っていただくようにすすめています。その結果、瞑想呼吸を続けている方には様々な効果が現れていきます。

よい結婚相手に恵まれた、よい仕事に恵まれた、さらに社内の人間関係がよくなって仕事するのが楽しくなったなど、うれしい知らせは毎日のように私のところに届きます。

また、否定想念をかなり抱え込んでいて、生きていてもしょうがないなどと思っていた方でも、本人に自分を変えたいという意志のある方であれば、心の浄化とともに瞑想呼吸法を行っていただくと、一年以内にはその方が望んでいることがいくつも実現していきます。その方の変わり方と理想や希望の実現の早さに私はいつも驚かされています。

ときどき「毎日三十分間、希望が実現したときの自分をイメージしながら瞑想を欠かさず行っているのに、なかなか自分の希望が実現しませんが、どういうことでしょうか」といった質問を受けます。

その答は、瞑想を行っている間は確かに希望が実現したプラスの思いで心を満たしているのでしょうが、その他の時間に、どのような思いや考えがその人の心を占めているかにかかっているのです。つまり、その方が瞑想と睡眠時間をのぞいた、それ以外の時間にマイナス的な思いが少なくて、心がやすらぎや喜びの状態であれば実現していくことになります。

逆に、日々心配やとり越し苦労などの思いが多い方の場合は、日常生活の中で無意識のうちに「実現するはずがない」という思いが出てきているために実現されないのです。希望や理想の実現を望むのであれば、自分がマイナス的なものの見方や思いをしていることに気づいたら、すぐにプラスの思いに切り換える練習をすることが大切です。

アインシュタインはエネルギー不変の法則を発見しましたが、その法則どおり、いったん心に入れてしまったマイナス的なエネルギーは放っておいても消えていかず、無意識のなかにエネルギーとして蓄えられております。

ではどうすれば、それが消えていくのでしょう。

マイナス的な思いのエネルギーを心から消すためには、まずその思いを言葉にしたり、紙に書いたりして外に出すことです。言葉に出す場合は、相手に向かって出すのではなく、一人のときに悔しい思いや悲しい思いを口に出していきます。そのあとで目を閉じて、そのマイナス的な感情を解放していきます。

あと、朝日の光をイメージしながら行う太陽呼吸法を行っていただくと、今まであったマイナス的な思いは消え、心がさわやかになり、活力に満ちた新しい自分を発見できることでしょう。

このように心がプラスの思いで満たされているときは、潜在意識からのインスピレーションを受けとりやすい状態になっていますので、希望が実現されたときの自分の喜ばしいビジョンを瞑想のなかで描くチャンスになります。そしてそのビジョンをイメージし続けていると、希望が実現するために何をしたらよいのか、するべきアイデアが次々と浮かんできます。あとはそのアイデアを生活のなかで実践していくことで、希望は実現して、現実のものになっていくのです。

それでは、瞑想呼吸法の準備に入ってまいりましょう。

瞑想呼吸法をはじめる前に、まずは全身のストレッチによる体ほぐしと丹田を使った呼吸法をマスターしましょう。

《実習❶》ストレッチ……………瞑想呼吸法の効果を高める

体のリラックスは、瞑想呼吸法を行う上で、とても大切なことです。

なぜなら、心も体もリラックスしていなければ、脳内にα波が発生しにくいため、深い瞑想状態に入れず、また、深い呼吸もできないからです。

体の緊張やコリは、主に精神的なプレッシャーやストレスによって起こりますが、心のケアだけでは、なかなか解消できるものではありません。

そこでストレッチを行い、体をほぐすことで、心身両面からリラックス状態をつくりだします。

ここでは、そのために最適なストレッチ法をいくつかご紹介します。ゆったりとした気分で、十分に時間をかけて行いましょう。

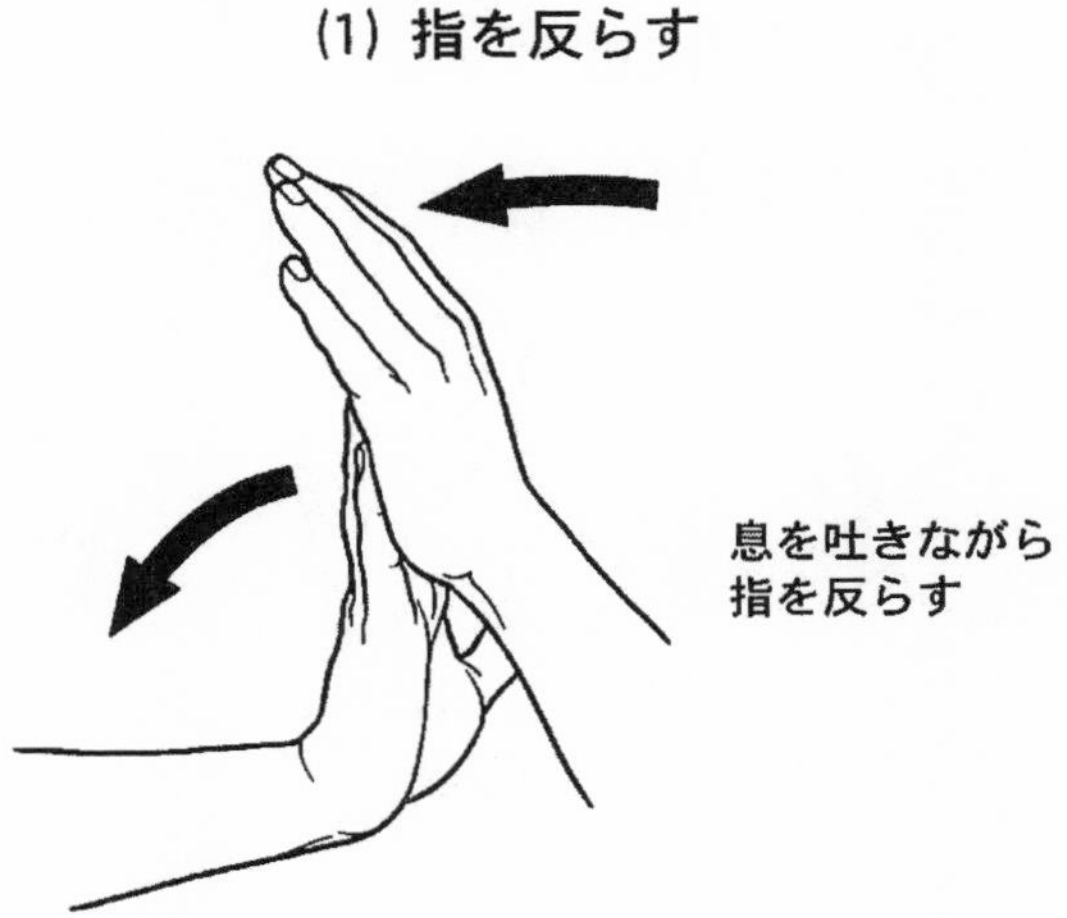

『手のストレッチ』

(1) 指を反らす

両手の指を手の甲の側へ反らして、指の筋肉を伸ばすストレッチです。親指から小指まで一本ずつ、息を吐きながらゆっくり行います。

両手のそれぞれの指が終わったら、今度は両手の全部の指を同時に反らせましょう。

私たちの手や指にはたくさんのツボがあります。そのツボは経絡《けいらく》（気の通り道）によって、体の各部分とつながっています。体調面でとくに気になる部位の

◆ 手のツボと経絡

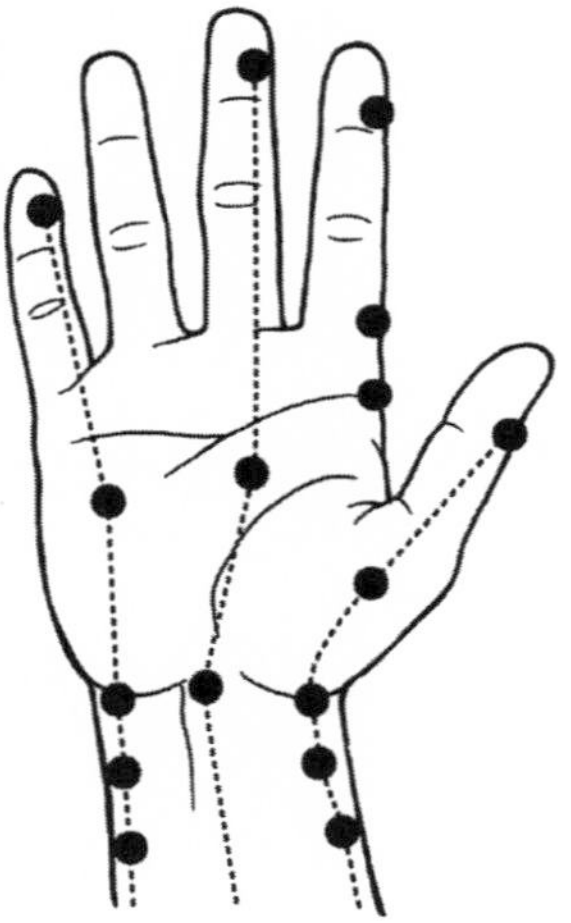

ある方は、その場所に対応した指を丹念にほぐすとよいでしょう。

たとえば、肺や気管など呼吸器系の疾患を抱えている人の場合には、親指のツボを刺激するとよいでしょう。

また、便秘や下痢など大腸に悩みを抱えている人は、人差し指のツボを重点的にほぐしてみましょう。

そのほか、心臓や血液などの循環器系の疾患には中指、新陳代謝がうまくいっていない人は薬指、小腸などが気になる人は小指、といった具合に試してみましょう。

(2) 手首の内側を伸ばす

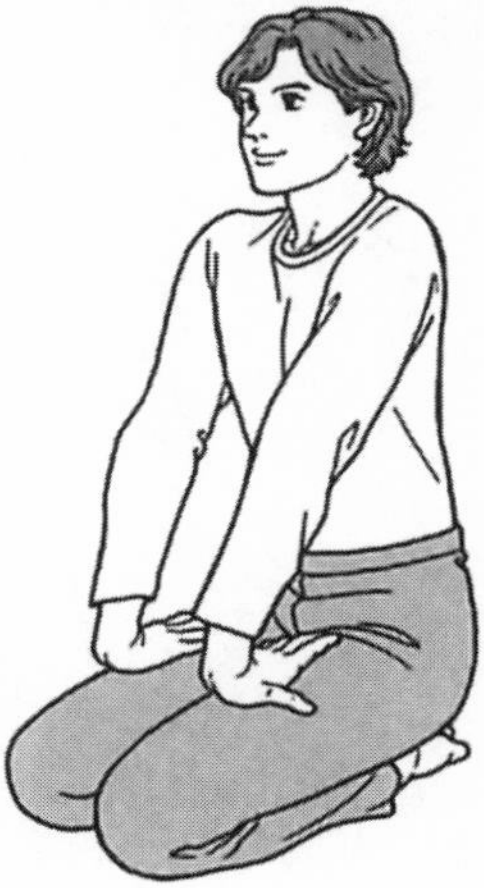
手のひらを太ももにあて、
手首の内側を伸ばす

(2)手首の内側を伸ばす

次に、手首の内側の筋肉を伸ばしましょう。

手首には手や指からの経絡が集まっていますから、ここをやわらかくすることで、手の経絡への気の流れがスムーズになります。

床やイスに座った姿勢で、小指が体の内側へくるように、手のひらを太ももにつけます。

痛みを感じるようなら、最初から無理をしないで、少しずつくり返しながら関節をやわらかくしていきましょう。

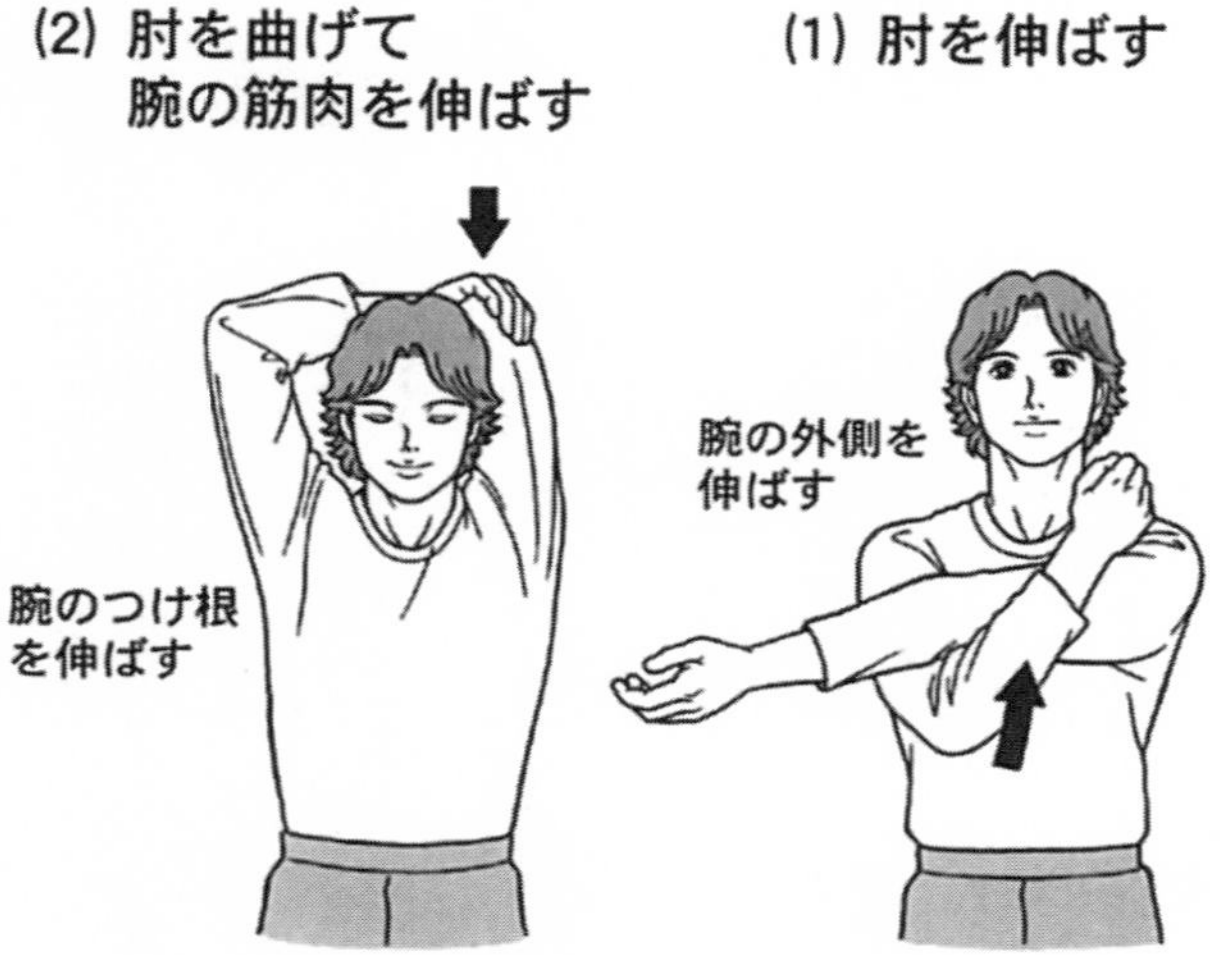

(2) 肘を曲げて
腕の筋肉を伸ばす
腕のつけ根
を伸ばす
(1) 肘を伸ばす
腕の外側を
伸ばす

『腕のストレッチ』

(1)肘を伸ばす

腕の外側の筋肉を伸ばすやり方です。

まず、左腕をまっすぐ前に伸ばし、右腕で左の肘をはさんで、胸に押しつけるように、手前に引きます。このままの状態で、伸ばしている左腕を軽く上下に動かします。同じ要領で右腕も伸ばします。

(2)肘を曲げて腕の筋肉を伸ばす

腕のつけ根の部分の筋肉を伸ばします。

まず、左腕を曲げて上から肩越しに、指先を背中にあてます。次に右手を曲げた左肘にあてて、上から下へ押します。

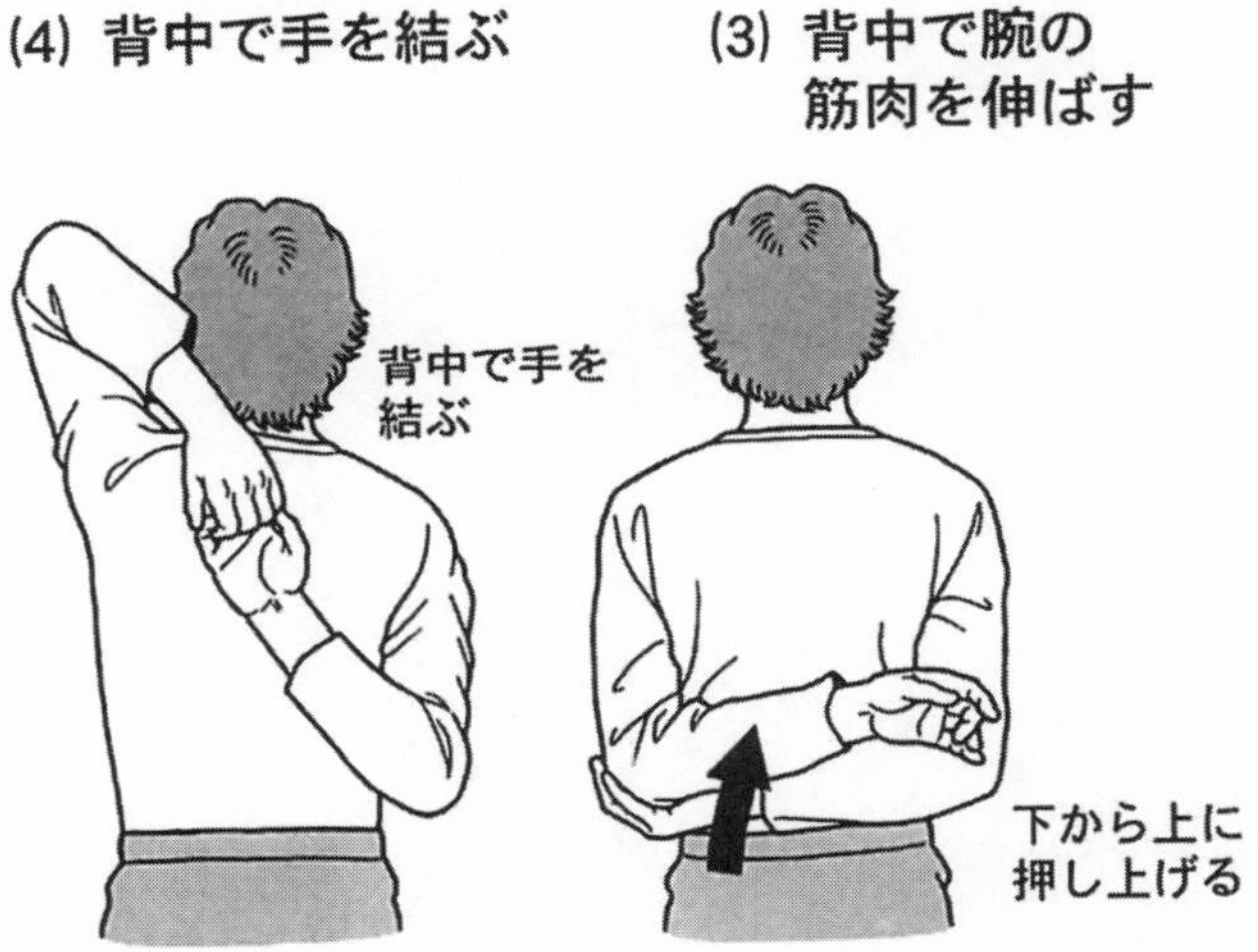

同じ要領で右腕も行います。

(3)背中で腕の筋肉を伸ばす

両腕の肘を曲げて背中へまわし、片方の手でもう片方の肘をつかんで、上に押し上げます。同じ要領で左右行います。

(4)背中で手を結ぶ

右手を下から背中に、左手は上から肩越しにまわし、背中で手を結びます。筋肉が十分に伸びきったら、上下の手を入れ換えて行います。手が結べない場合はハンカチなどを使うとよいでしょう。

『首のストレッチ』

(1)首を横に倒す

目や鼻、耳、頭の痛みなど、頭や顔の病気やトラブルの多くは、首にある頸椎《けいつい》のゆがみが原因となっている場合があります。細い首で五キロほどもある頭を支えているのですから、骨にゆがみが生じやすいのも当然といえます。

ゆがんでしまった頸椎を矯正するには、そのまわりの筋肉のコリをほぐしていくとよいでしょう。頸椎にはさまざまな神経の束が集まっているので、素人が無理に頸椎を動かして矯正しようとするのは、大変危険な行為です。

人間の骨は本来、元の位置に戻ろうとする働きがあります。首のストレッチはこの働きを利用して、硬くなっている頸椎のまわりの筋肉をほぐすことで、本来の正しい位置に骨が戻るのを助けます。

まずは、頭を真横に倒して首の筋肉を伸ばします。

片方の手を頭の反対側にあてて、軽く引っ張るようにすると、よく伸びます。息を吐き

(1) 首を横に倒す

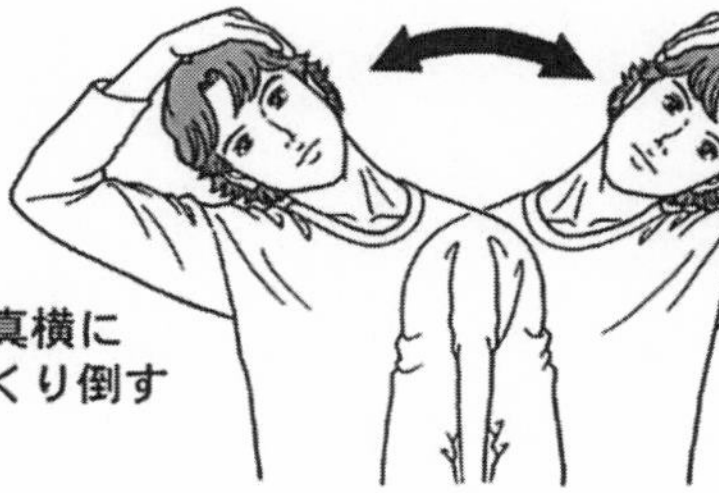
首を真横に
ゆっくり倒す

(2) 首を左右にねじる

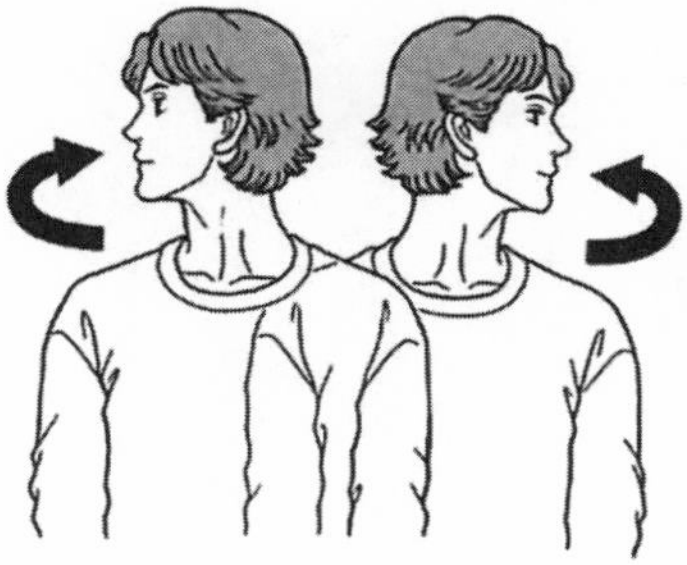
息を吐きながら
ゆっくりねじる

(3) 首をまわす

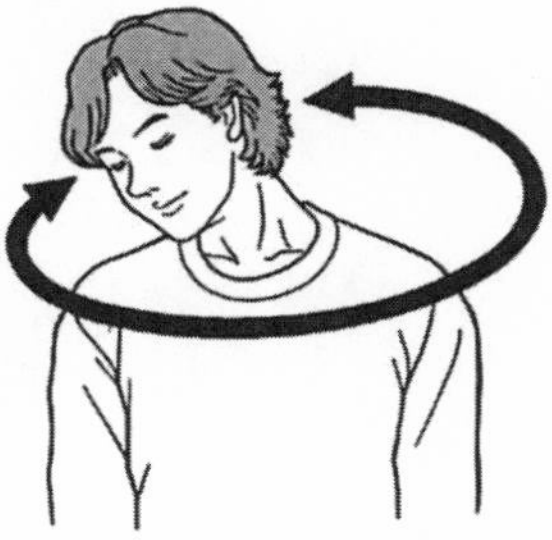
息を吐きながら、
首を左右３回ずつ
ゆっくりとまわす

ながら、そして筋肉がリラックスして伸びていくイメージを描きながら、ゆっくり行いましょう。十分に伸びたら、息を吸いながらゆっくり戻し、これを左右三回ずつ行います。

(2)首を左右にねじる

息を吐きながら、左側にゆっくりとねじっていきます。十分に伸びきったところで、息を吸いながらゆっくりと戻します。これを左右三回ずつ行います。

左右のねじり具合に差があった場合は、どちらかが硬くなっていて左右のバランスがとれていない証拠ですから、よくねじれなかった側を念入りに行うとよいでしょう。

(3)首をまわす

息を吐きながら、ゆっくりと左右三回ずつまわします。首の筋肉をほぐすために、吐く息に合わせて、ゆっくりとまわすのがコツです。

(4)首を真後ろに倒す

首を真後ろに倒して、顔を上に向け、その位置で口を開け閉めします。喉にある甲状腺

(4) 首を真後ろに倒す

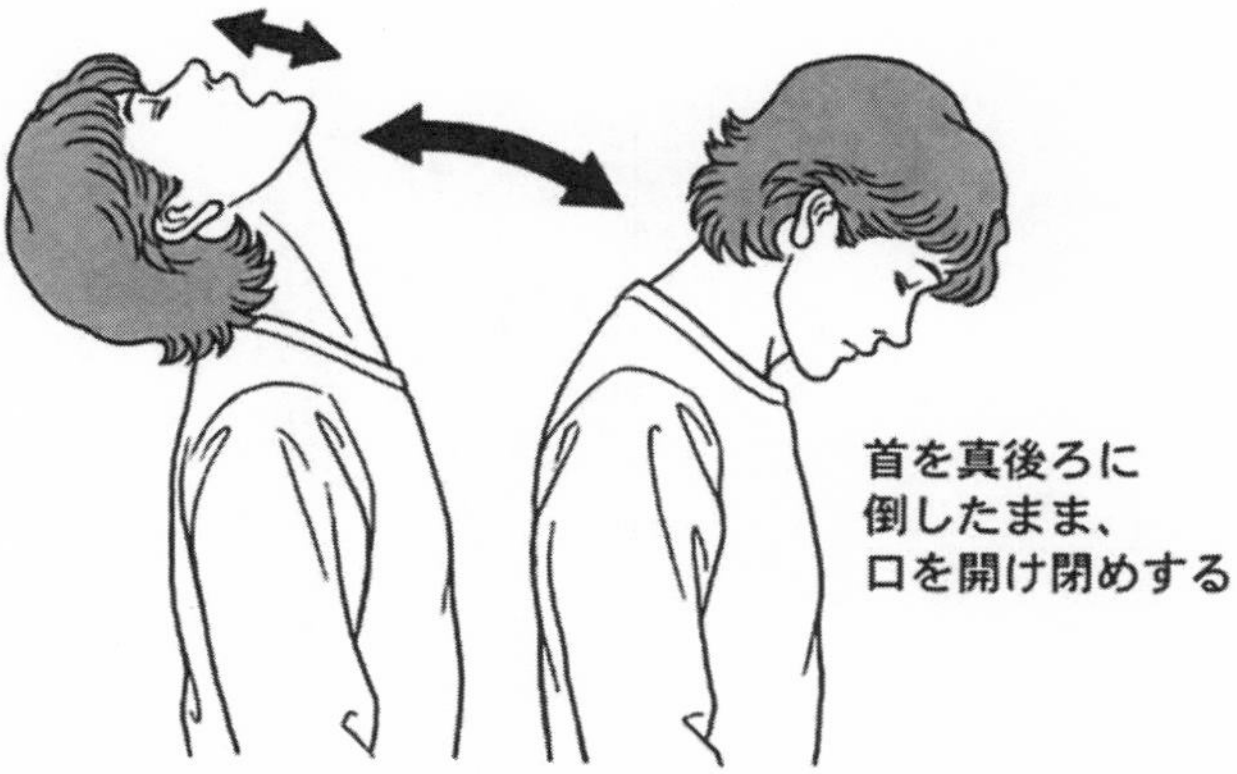
首を真後ろに
倒したまま、
口を開け閉めする

(5) 頸椎を伸ばす

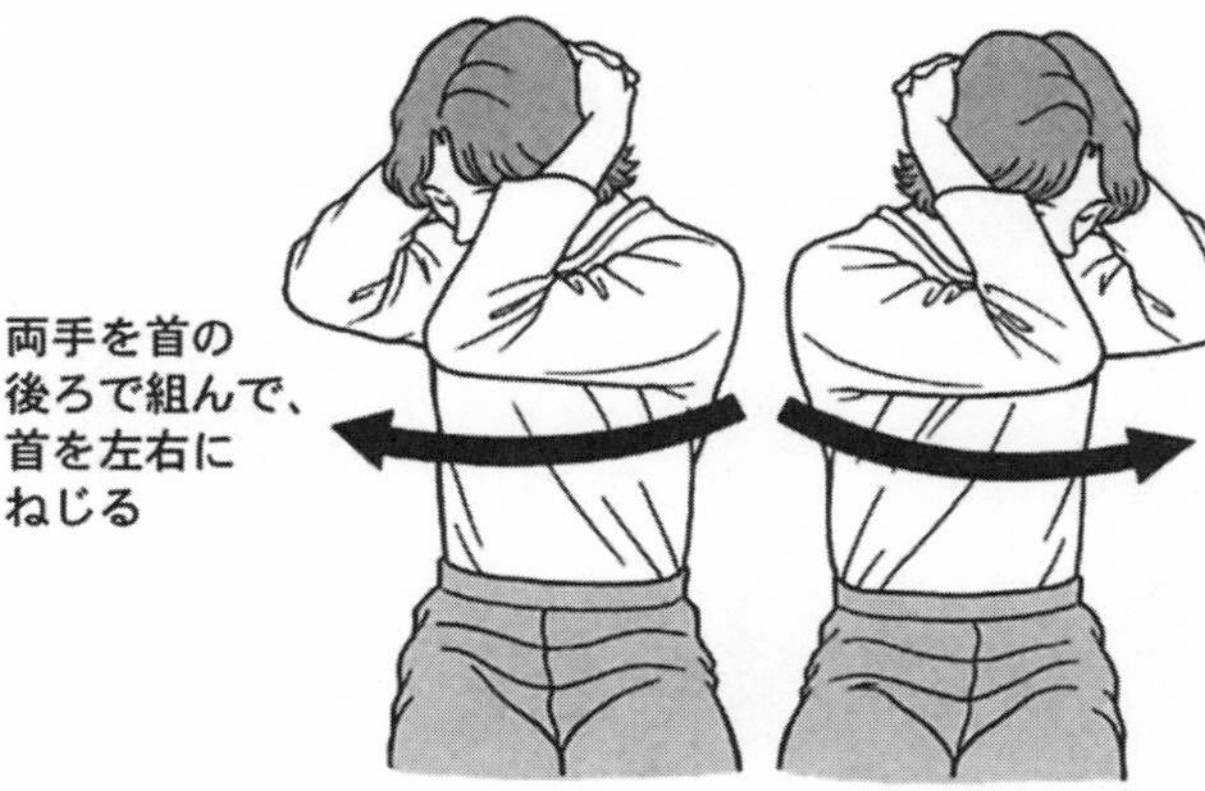
両手を首の
後ろで組んで、
首を左右に
ねじる

の働きを活発にし、血液浄化を助けるホルモンの分泌を促進するほか、疲労回復などにも有効です。

(5)頸椎を伸ばす

椎骨《ついこつ》をつないでいる椎間板《ついかんばん》はクッションのような役割を果たしていますが、椎間板が損傷したり、つぶれると、体にさまざまなトラブルを引き起こす原因となってしまいます。

このストレッチでは、自分の両腕を使って頸椎を伸ばします。

まず、後頭部で両手を組み、両肘で顔をはさんで締めます。

そして息を吐きながら、ゆっくりと頭を前に倒し、顎《あご》を胸に近づけたまま、首を左右にゆっくりとねじります。

(1) 肩をまわす

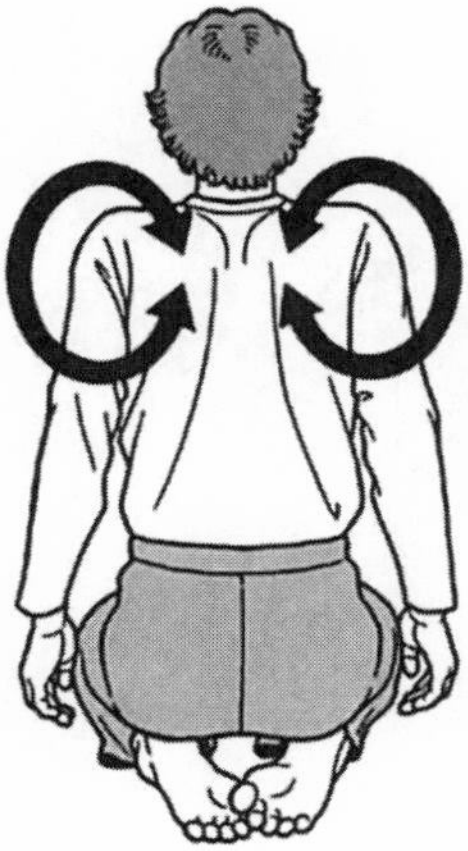
両肩を
内側から外側に、
外側から内側に
ゆっくりまわす

『肩のストレッチ』

(1)肩をまわす

両肩の力を抜いて、内側から外側にゆっくり三回から五回くらいまわします。

次に外側から内側にゆっくりと同じように三回から五回くらいまわします。

このストレッチは肩甲骨の内側に溜まっているコリをほぐすのに最適です。日頃から、肩コリに悩んでいる方も、ぜひ試してみてください。

(1) 腰を真横に倒す

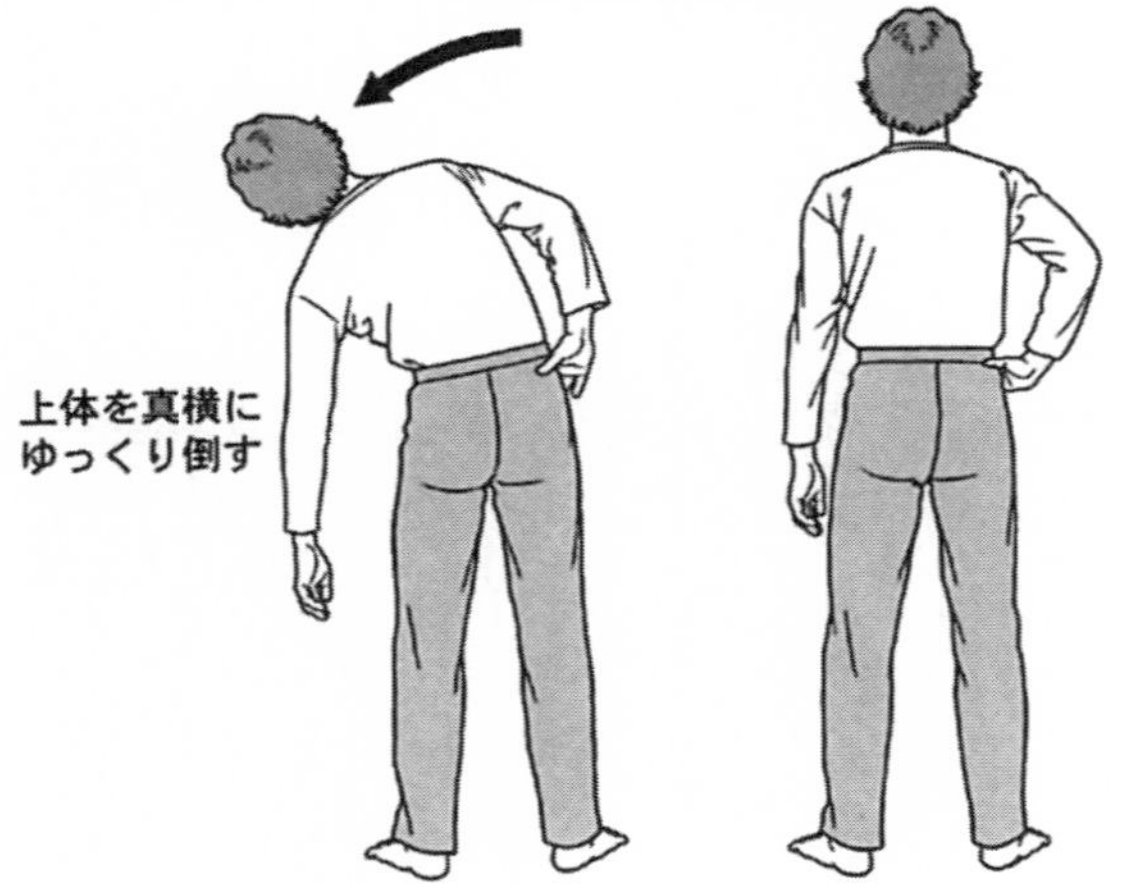

『腰と脚のストレッチ』

(1) 腰を真横に倒す

両足を肩幅に開いてまっすぐに立ち、右手を腰にあてて、左手は真下に伸ばします。

次に、息を吐きながら、手を伸ばしている側へ上体を真横にゆっくりと倒していきます。手を腰にあてている側の脇腹の筋肉と、足の内側の筋肉が、十分に伸びたと感じたら、息を吸いながらゆっくりと上体を戻します。反対側も同様に行います。左右のバランスを考えて、同じくらい倒せるように心がけましょう。

⑵ 腰を反らす

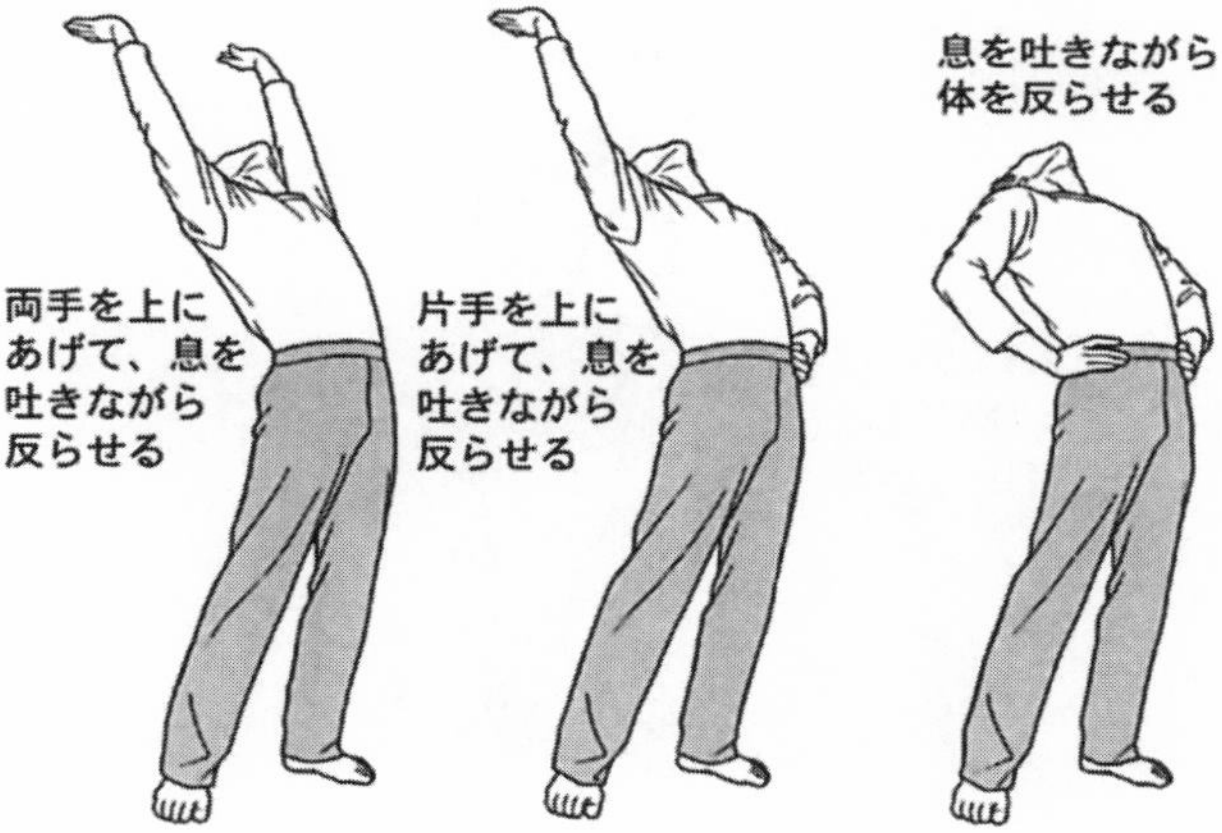
両手を上に
あげて、息を
吐きながら
反らせる
片手を上に
あげて、息を
吐きながら
反らせる
息を吐きながら
体を反らせる

⑵腰を反らす

両足を肩幅に開いてまっすぐに立ちます。両手は腰にあてます。息を吐きながら、ゆっくりと上体を後ろに反らせます。

個人差がありますので、無理をしないで、できるところまで反らせましょう。

背骨を反らせることによって、副交感神経の働きが活発になり、その結果、体はリラックスしてきます。

次に、片方の手を上にあげて、上体を後ろへ反らせます。同じ要領で上にあげる手をかえて行います。

最後は、両手をあげて、上体を後ろへ反らせます。

(3) 脚の裏側を伸ばす

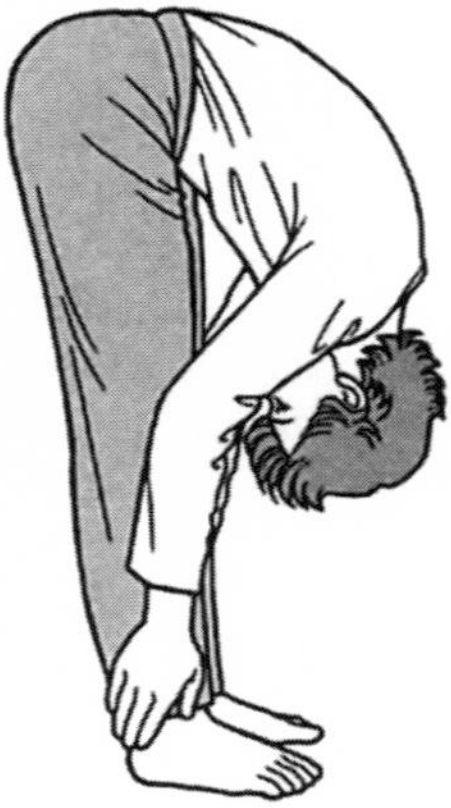
息を吐きながら
上体を前に倒し、
足首をつかむ

(3) 脚の裏側を伸ばす

脚の裏側には、泌尿器系統に関係する腎経などの経絡が走っており、とても大切な部位です。ふだんはあまり伸びることのない部分なので、硬い方も多いと思います。冷え性の方にも効果的なストレッチです。

まず、両足をそろえてまっすぐに立ちます。息を吐きながら、上体を前に倒していき、両手で足首をつかみます。顔を膝に近づけ、最終的には顔を両足につけるつもりで行いましょう。上体を起こすときは、頭を最後に起こす感じで、ゆっくりと起こします。

(4) 脚の内側を伸ばす

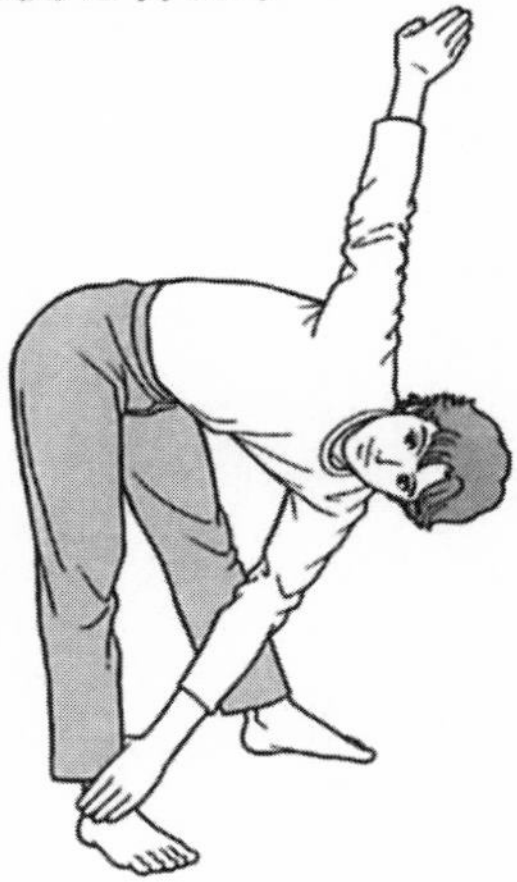
上体を倒して
右にねじり、
左手で足首をつかむ
(反対側も同じように
行う)

(4) 脚の内側を伸ばす

脚の裏と内側の筋肉を同時に伸ばします。脚の内側にある肝系の経絡を刺激するので、肝機能が心配な方にもおすすめです。

まず、両足を肩幅に開いてまっすぐに立ち、両腕を真横に水平に伸ばします。

そのまま上体を前にゆっくり倒しながら、上体を右にねじって、左手で右の足首をつかみます。右腕は肘をまっすぐ伸ばし、手のひらを外側に向けて、頭上にあげます。このとき顔は頭上に伸ばした右手に向けて、目線は指先を見ます。反対側も行います。

《実習❷》丹田呼吸法……………深い呼吸でリラックス状態に

瞑想呼吸法の基本になるのは、丹田呼吸法です。ふつう呼吸は肺だけで行っていると思われていますが、丹田を意識的に使うことによって、より深い呼吸が可能となります。

しかし、最初から丹田を使った呼吸法ができる人はほとんどいませんから、最初に上手にできないからといって諦めず、くり返し練習をしていきましょう。

これまで比較的浅い呼吸を続けていた人のなかには、深い呼吸をすることがなかなかできない人もいます。そのような場合は、いきなり瞑想呼吸法をはじめるよりも基本の丹田呼吸法の練習を繰り返して、深く長い呼吸ができるようにしましょう。

まず、丹田の正しい位置を覚えてください。

左手の指を揃え真横にして、親指がおへソの位置にくるように、お腹にあてます。その左手の小指の下に右手をあてます。その右手の位置が丹田です。だいたいおへソから九〜十五センチくらい下の膀胱のあたりになります（左頁の図参照）。

◆ 丹田の位置

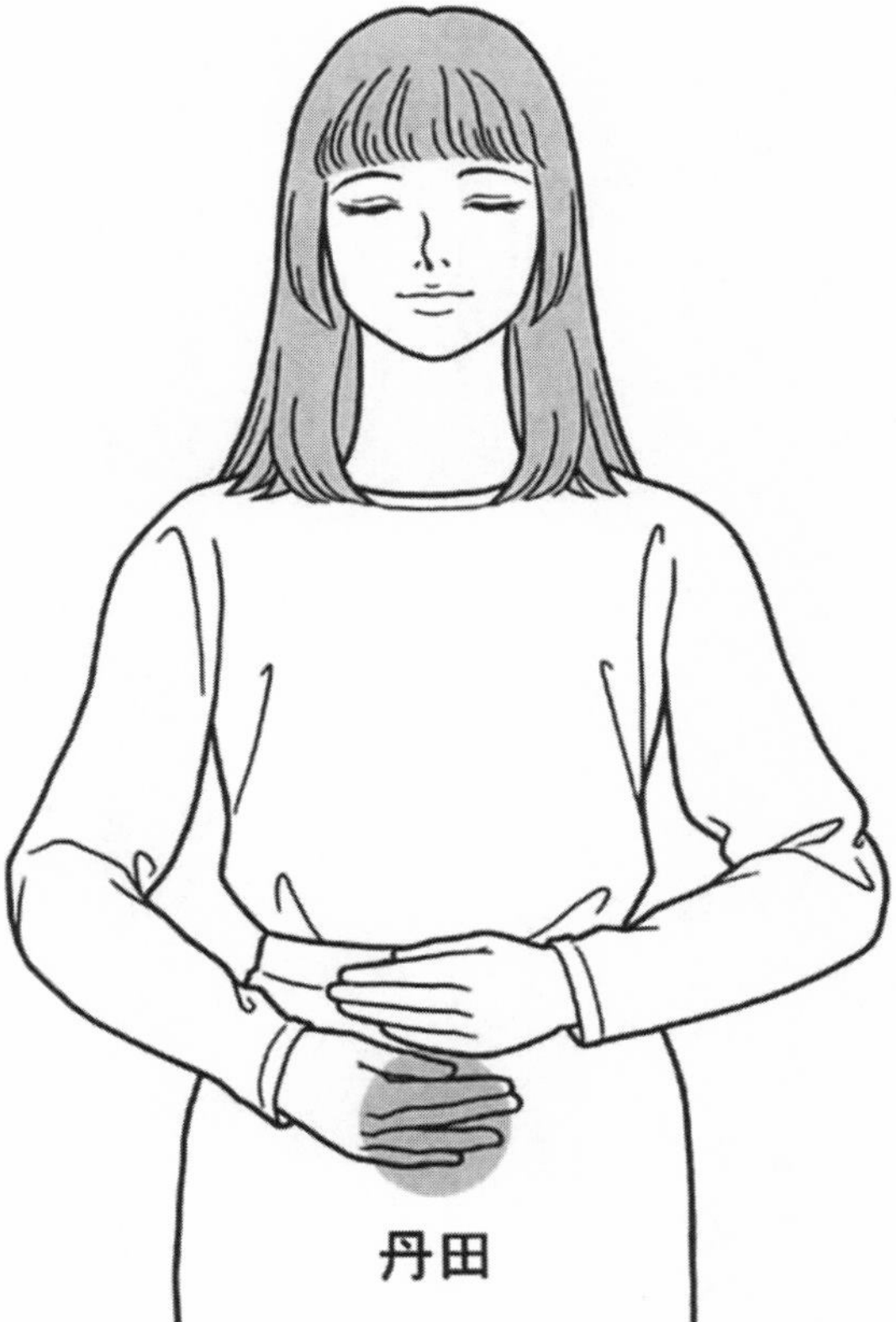

丹田の位置を確認したら、次に姿勢・呼吸・回数のポイントを覚えましょう。

【姿勢】

基本は、イスに坐り、背筋を伸ばすこと、みぞおちと肩の力を抜くことです。また、お腹をきつく締めているとうまくいきません。ベルトは緩め、スカートのホックははずして行いましょう。

【呼吸の仕方】

鼻から息を吐きながら上体を十五度位前方へ倒し、鼻から息を吐きます。次に両ひざを合わせ一瞬ヒップを締めます。次にヒップを緩めます。

すると息が自然と丹田に入っていきます。次にすぐに上体をスーッとおこします。これをくり返していきます。

深い呼吸を身につけるコツは、息を吸うことは考えずに、息を吐くことだけに意識を集中することなのです。吐く息だけに注意を向けて行う丹田呼吸法を続けていくと、深いリラックス状態が得られ、何百回でも行うことができるのです。

また、この呼吸法のときは口は使わず、鼻だけで行います。丹田が自然と十分に引けるようになるまで、練習をくり返しましょう。

【回数の目安】

深い呼吸が身につき、呼吸法の効果が実感できるまでは、一日百回が目安となります。たとえば朝三十回、昼休みに三十回、寝る前に四十回というように分けるのも構いませんし、朝晩五十回ずつ行ってみたり、一度に百回以上行っても構いません。

私が提唱する瞑想呼吸法は、①座位の呼吸法、②五体投地の呼吸法、③寝ながらの呼吸法の三種類のやり方があります。どれも鼻を使って呼吸をし、息を吐くときに丹田を引く点は共通ですが、それぞれに目的と特徴があります。

《瞑想呼吸法の実技篇❶》座位の呼吸法……………いつでもどこでもすぐできる

まず、座位の呼吸法をご紹介しましょう。

この呼吸法は、正座やイスに腰かけて行いますから、電車の中やオフィスなど、座れる場所ならどこでもできる、応用範囲の広い方法です。

①イスの場合はあまり深く腰をかけずに、足は腰の幅ぐらいに軽く開きます。

どの座り方の場合も、背筋を伸ばし、肩とみぞおちの力を抜き、あごは軽く引き、両手を丹田のところにあてます。

②上体を十五度位前方にたおし、鼻から息を吐きます。

つぎに、両ひざをつけ一瞬ヒップを締めます。

そして、すぐにヒップの力を抜き、息が自然に入るにまかせます。

③上体を元の位置に戻します（次頁の図参照）。

肩やみぞおちなど体に力が入ったまま呼吸をくり返していくと、回数を続けることができませんし、深い呼吸もできません。

ですからヒップの力を緩めたときに、息が入ってきますが、上体を起こす間にもまだ息が入ってくるようであれば、入るにまかせてください。くり返し行うことで、体で覚えて

◆丹田呼吸法のやり方◆

はじめに・準備

椅子にやや浅く腰かけ
足は腰幅位に軽く開きます

背筋を伸ばし
肩とみぞおちの力を抜き
あごを軽く引き目を閉じます

両手を丹田（おへそから10センチほど下）
に当てます

鼻と口を使って3回息を吐きます
息を吐き出す時に、心の中のわだかまりや
引っ掛かりを吐き出すイメージです

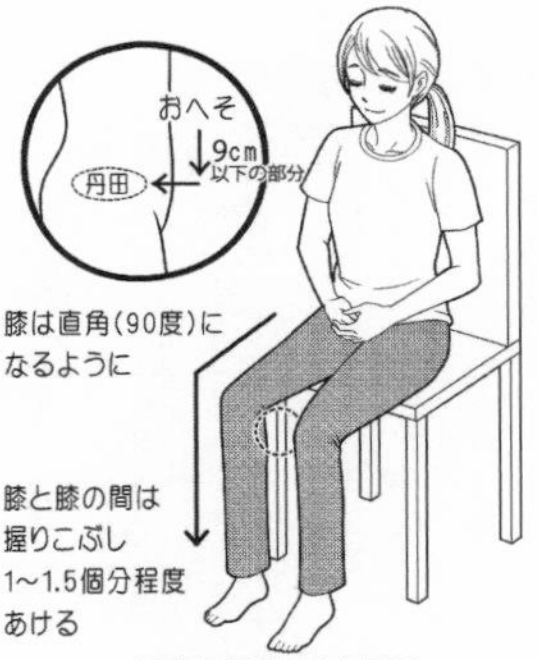
足先は膝より少し開く

1 鼻から息を吐く

両手を丹田にあて
上体を15度位前方へ倒し
すばやく息を吐きます

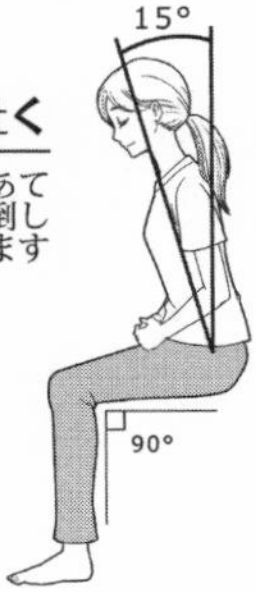

2 ヒップをしめる

次に、両ひざを合わせます
続いてお尻（肛門）を締めます

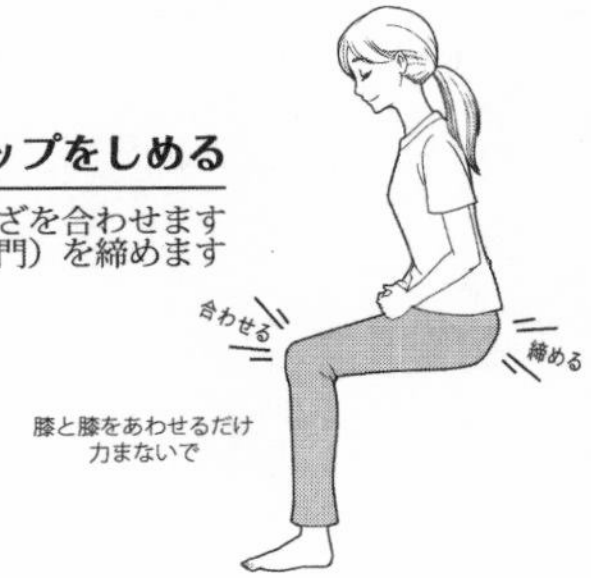

3 脱力

両ひざとお尻を緩め
脱力します

この時に息は入るにまかせ
息を吸おうとしない

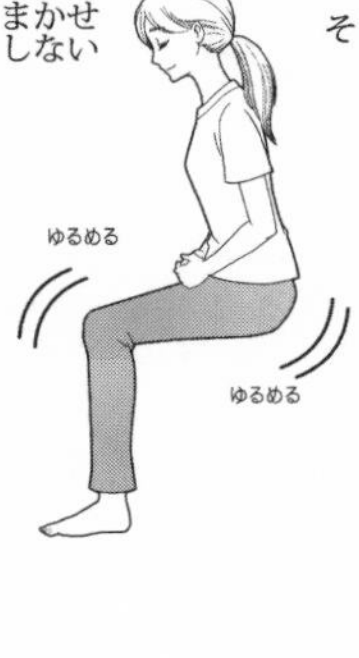

4 上体を素早く起こす（瞑想の時間）

この間、息は自然に入ったままです

そしてふたたび息を吐きたくなったら
次の呼吸に移ります

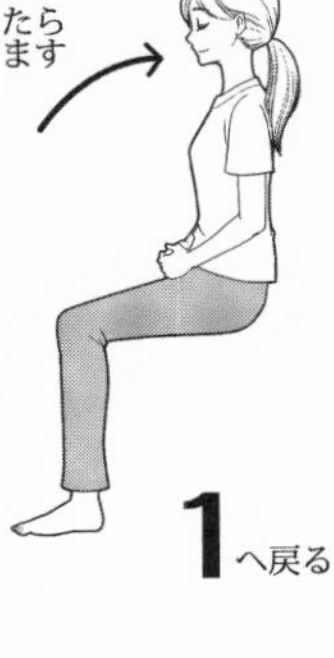

1へ戻る

いきましょう。

《瞑想呼吸の実技篇❷》五体投地の呼吸法……………気分転換にも最適

仏教には、「五体投地」という礼拝法があります。五体、つまり自分の体を地面に投出して敬意を表す礼拝の方法です。

五体投地の呼吸法はこれに習ったやり方で、空気の摂取量が非常に多くなるという特徴があります。ふだん私たちが摂取している空気の摂取量は、250cc～500ccほどですが、五体投地の呼吸法では、2500cc以上の空気を取り入れることができます。大量の空気を体内に送り込むために、眠気を覚まし、頭をすっきりさせたいときや気分転換をしたいときには最適で、体の活性化も促進されます。

この呼吸法は、基本的には、イスに座って行います。

①まず、軽く目をつぶり、背筋を伸ばし、両腕は体の横におろし、手は太腿の上に置き

ます。

②この姿勢をとったら手のひらを天井に向け、上体を十五度位前方にたおし、そこで息を吐きます。次に両手を少しだけ、ももの上を滑らせながら伸ばします。そして一瞬ヒップを締めます。

そしてヒップを緩めて息が入るにまかせ、すぐに上体をおこします。同時に両手はものつけ根にもどします。

③次に胸を広げ顔を少し上げます。このとき上肺から肩の方にまで息が入っていくことを感じとりましょう。

この呼吸法では両手を使いますから、手を丹田に当てることはできませんが、丹田を意識して行うことが大切です。

一日百回の呼吸のうち、三十回ぐらいは五体投地の呼吸法を含めて行うと、深い呼吸を早く身につけられるでしょう。

《瞑想呼吸法の実技篇❸》寝ながらの呼吸法……………疲れしらずの体をつくる

最後は寝ながらの呼吸法です。文字どおり仰向《あおむ》けに寝て行う呼吸法です。

①たたみの上でも、ふとんの上でも、じゅうたんの上でも。どこでも構いません。仰向けに寝ます。両手を丹田に当て、両膝をつけて立てます。このとき、足先は腰幅程度に開きますが、膝はしっかりとつけてください。膝が離れていると、うまく丹田を引くことができません。

②次に軽く息を吸い、鼻から息を吐きます。次に一瞬ヒップを締めます。

すぐに力を緩めて、息が空気が自然に入るのにまかせます。（次頁の図参照）。

寝ながら行う呼吸法は、仕事が終わって疲れて帰ったときなどにおすすめです。この呼吸法はリラックスしやすいために、夜、布団の上で行うと、疲れている場合はほとんどの

◆ 寝ながらの呼吸法

① 両膝をくっつけて、膝をたてる。
両手は丹田に

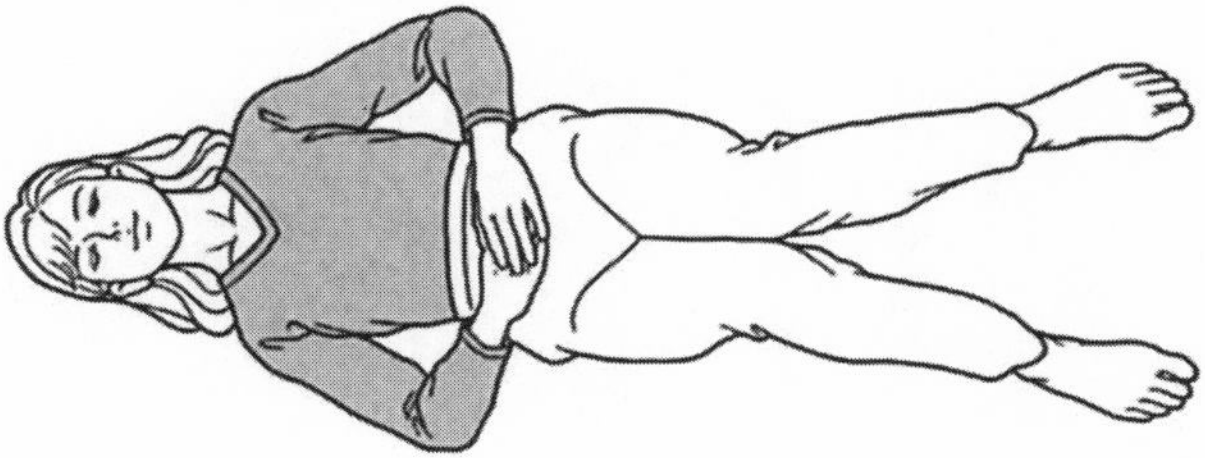

② 鼻から息を吐き、次に一瞬ヒップを締める

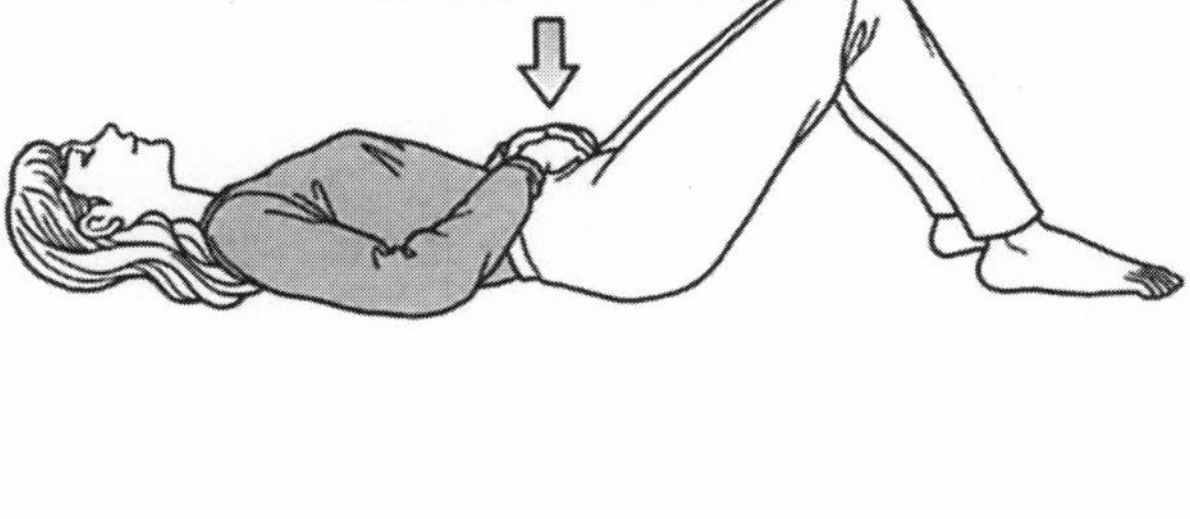

人が眠ってしまいます。

夜、寝つくために「ヒツジが一匹、ヒツジが二匹……」と数える人がいますけれども、数えているうちに頭が冴えて、かえって眠れなくなる人が多いと聞きます。ところが、この呼吸法を行っていただければ三十呼吸もしないうちに眠ってしまうことと思います。

睡眠薬を飲まないと絶対眠れないという方に、この呼吸法をおすすめしたところ、「何回やったのか、数えているうちに眠ってしまったので覚えていません」と言っておられました。

興奮したり寝てから考えごとをしたりすると、血液が頭の方に上ってしまい眠れなくなるのです、そのようなときには、血液を頭から下半身におろせば、眠くなってきます。

寝ながらの呼吸法を行うと、全身の血行がよくなるために脳の方に上っていた血液が下り、全身への血液の循環がよくなってくるので眠くなるのです。

さらに、寝ながら行う呼吸法のメリットは他にもあります。睡眠が短い時間しかとれないときでも、この呼吸法を行うと、睡眠不足を補ってくれる効果が得られます。今夜は三時間しか眠れないとか、徹夜だという場合は、あらかじめこの呼吸法を多めに行ってみてください。同じ睡眠不足でも疲れ方が全然違います。

これまでに紹介した呼吸法は、基本的にはどれも同じ効果をもっていますが、それぞれに特徴があります。

最初のうちは三種類ともまんべんなく練習して、どの呼吸法も身につけていただきたいと思います。身につけた後には、ご自分の生活スタイルに合った呼吸の仕方を選んでください。

最後に正しい呼吸法ができているのかどうか、自分で確認する方法をお伝えします。

第一は、呼吸法を行ったあとで、肩やみぞおちに力が入っていないかどうか。

第二は、終わったあとで、体内にエネルギーが入ってきた感じがするか、気分がスッキリした感じがしているかどうか。この二点です。

丹田に手を当てるのは、丹田の位置を確認するためで、強く押す必要はありません。はじめのうちは、丹田を引くことよりも、体に力が入らないことの方に気をつけましょう。呼吸法を行ったあと、体のどこにも緊張している部分がなく、体調がよければ正しい呼吸法ができている証拠です。

反対に、これまでお話しした呼吸法を練習したら、肩が凝ったとか疲れてしまったというのであれば、どこかに無理な力が入っており、正しい呼吸法ができていないことになります。不安な人は毎回呼吸をするたびに、肩やみぞおちに力が入っていないかどうか確かめてみましょう。

3章

《実践篇》

人づきあいのストレス、悩みがなくなる

＊苦手な人、キライな人とのこじれた関係をときほぐす

「太陽呼吸法」「和解の呼吸法」

太陽呼吸法……活力と喜びが心と体にみなぎる

『太陽呼吸法』は、太陽の持つエネルギーを全身に満たすことによって、内面から前向きな考え方ができる自分に変えていく呼吸法です。人間関係の改善でも健康回復でも、すべての呼吸法はこの太陽呼吸法が基本となります。

太陽呼吸法を意識して行うことで、呼吸がより深くなり、脳内にはα波が生まれ、潜在意識からのメッセージが受けとりやすくなります。

私たちの潜在意識の奥には、宇宙や自然をコントロールしている目には見えない法則や英知（宇宙意識ともいう）と直結した領域があるのです。その部分を私は「真我」と呼んでいます。この真我には太陽の持つプラスのイメージと同じエネルギーが秘められています。

さて、太陽といえば、「愛」や「やさしさ」「喜び」「調和」「やすらぎ」「勇気」「活力」などプラスのイメージを持つ方がほとんどだと思います。太陽を見て、そうしたプラスイメージを思い描くことができるということは、誰でも心の内にはプラスのエネルギーを秘めているということになります。

なぜなら自分の中にないことは感じることができないからです。

なかには、心の中がマイナス的なエネルギーでいっぱいの人もいます。そのような人の場合には、太陽が苦手ということもあります。その理由は、その人の心の中に多くあるマイナス的な思いが心に曇りをつくってしまい、太陽から発せられているプラスのエネルギーと波長が合わないために拒絶を示すのです。このような方の場合は、まずは心の曇りをとりのぞく「心の浄化」の瞑想をおすすめします。

それでは、瞑想呼吸法の基本となっている太陽呼吸法の話を進めましょう。

太陽呼吸法を行うことの意味は、自分の心の奥に誰でもが持っている真我のエネルギーを引き出し、その声を聞くことにあります。

マイナス思考の強い方でも、一日百回の太陽呼吸法を三週間ほど続けていただくと、心の中に変化が現れてきます。それまで自分ではあまり感じられなかった「元気」や「やる気」「希望」などが湧いてきて、驚きを感じることと思います。それは太陽呼吸法によって自分の心の奥にもともと内在していたプラスのエネルギーが表面意識に伝わってきた結果なのです。

前向きで幸せな人生を望む多くの方は、健康で喜びのある生活を願っていると思いますが、そのためには、まず「心の健康」をとりもどすことで、人間関係も明るい方向へ向かい、仕事も家庭生活も充実していくことでしょう。

心のゆとりを持つことがむずかしくなってきている現代社会では、雑事に追われ、さまざまなストレスを背負いながら日々を過ごしている人が多いのではないでしょうか。

仮に、もともと考え方や思うことが前向きで心にマイナス的な思いが少ない人でも、学校や職場にマイナス的な思いを持った人が多かったりすると、日々その人たちと生活することによって影響を受け、知らず知らずのうちにマイナス的な思いに毒されてしまい、心に曇りをつくり、心の奥底にある真我からのメッセージを受けられなくなってしまうことが多々あります。

しかし、自分の理想に向かって日々、前向きな気持ちで生活している人の場合は、心の中がプラス的な思いで満たされているために、周囲のマイナス的なエネルギーをはね返すことができるのです。

太陽の光でも朝日をイメージするか、夕日をイメージするかによって、その効果が違ってきます。朝日は心の中のプラスのエネルギーを引き出し、心を癒し、体に元気と活力、やる気をみなぎらせてくれます。一方、夕日をイメージすれば、気持ちが静まり、やすらぎと穏やかな気分を感じることができます。ここでは、朝日をイメージすることからはじめましょう。

相手を嫌っているうちは、トラブルは解決しない

太陽呼吸法は、人を前向きでプラス思考を持った自分に変えてくれる呼吸法です。毎日がいきいきと楽しくなり、人生やものごとへのやる気や積極性が生まれてきます。

この呼吸法を行うことによって心の中がやすらぎや喜びのエネルギーで満たされていくと、そのプラスの心のエネルギーが常時周囲に発信されていくために、人間関係のトラブルも解消し、明るい前向きな人たちとの出会いが多くなっていくでしょう。

つまり、自分の心のエネルギーと同じエネルギーを持った人々を引きつけるために、プラス思考のエネルギーを持った人が、自分の周りに自然に集まってくることになるのです。

人間関係が調和されれば、悩みの多くは解決したようなものです。なぜなら文明社会で

の多くの人々の悩みのほとんどに、人間関係の問題があるからです。人との関係が調和するにしたがって、仕事がより楽しくなり、家庭は憩いの場となっていくことでしょう。その結果、心も体もより健康に導かれ、各人が目指す、この人生での理想、希望の実現へ向けての環境が整っていくことでしょう。

それまで、生活のために毎朝なんとなく起きて、出勤し、それなりの仕事をそれなりにこなして、職場の人間づきあいもそこそこに、あるいはギスギスした関係のままストレスを抱えこんでいても、その問題を改善する方法が見つからないために、諦めモードでただ漠然と毎日を過ごされている方は意外に多いのではないでしょうか。

そうしたマイナス的な気持ちを抱えたままで毎日を送っていても、人間関係も人生も今よりよい方向に向かうことはないでしょうし、真の喜びや幸せを感じることもできないのです。

人間関係の改善も、仕事での成功も、すべては自分がどのような心の姿勢で取り組むかにかかっています。

職場でも家庭でも、今の自分は周りの人々のお陰で存在できているということを知って、その感謝の心を忘れずに、日々、周りの人々に接していくと、その思いは相手の潜在意識に通じていきます。その結果、相手もこちらに興味を示してくれるようになり、コミュニケーションも円滑に進んでいくことでしょう。

反対に、「あの人とは話したくない」「仕事上仕方がないからつきあっているだけ」というような消極的な思いで、コミュニケーションをとっても、その思いは必ず相手に伝わり、お互いに心を割って本音で話しあったり、理解しあうことなど到底できないでしょう。

また、そうしたことで自己嫌悪に陥ったり、悩んだりすることになって、心の曇りが増え、ますます人づきあいでの悩みが増えてしまうことにもなりかねません。

なかには、相手にどう思われようと、自分だけよければいいといった、相手への気づかいがない、自己中心的な人もいますが、多くの人は人間関係をよくして、周囲の人との調和を保ちながら、楽しい毎日を送りたいと願っているようです。それは多くの人々が、ちょっとした考え方のすれ違いやコミュニケーションのつまずき、あるいは人からの誹謗《ひぼう》中傷《ちゅうしょう》にあうと頭にきたり、くよくよと悩んでしまう姿をみれば分かると思います。

しかし、そうした悩みを抱えている姿とは、本来私たちの潜在意識の中にある本当の自分の思いが、調和や喜びを求めているのに、それに反した現実の自分に対して失望している状態なのです。

また、人間関係で悩んでいる人の多くは、問題は相手にあると思っていることが多いために、解決がむずかしくなってしまうのです。

なぜなら、人間には自由意志があるので、相手を変えることなど不可能だからです。

ところが、自分を変えることで、悩みはなくなってしまうのです。自分を変えることは自分が決めさえすればできるので、その気になればいつからでもはじめられます。

たとえば、相手から一方的に中傷されて悩んでいる場合を例にとってみましょう。

そのときにいくら相手を責めたり、うらんでも問題は解決されません。まずは、なぜ中傷されたのか、その原因を自分の中に探してみます。そしてもし、思い当たる原因が見つかったならば、素直にそれを認め、相手にお詫びをし、今後そのような原因をつくらないように努力していこうと決め、理想の自分になっていくための学びととらえていくことで、心がすっきりすることを体験されるでしょう。

逆にどう考えても原因が自分に見当たらず、問題は相手にあるとしか思えないとしても、今、私たちが悩んだり、心にひっかかりがある以上、悩んでいる自分の思い方、感じ方に問題があることに気づく必要があります。

なぜなら、自分に問題がない場合には、同情の気持ちが出ることはあるかもしれませんが、怒ったり、悩んだりするはずがないからです。

では、原因が見当たらないのに気になったり悩んでしまうときは、どうしたらいいのでしょう。

そのようなときは、まず、自分が何で悩んでいるのか、どのように悔しいのか、自分の中にあるマイナス的な感情を全部出してみます。

そのあとに、その一つひとつの感情のエネルギーを感じとっていきます。次にその感情を解放します。すると、心が少しずつ落ちついていきますので、そのあとに、なぜ自分の心がこのことで動揺してしまうのか、その根本原因を探してください。すると、その答が、見つかるはずです。その答が見つかったときには、その悩みから解放されることに気づくことでしょう。

そのことに気づいていないために、人間関係をよくすることを非常にむずかしく感じている人が多くいます。

太陽は、いつでも、誰にでも平等に熱と光を与え続け、無償の愛を示してくれている象徴なのです。

また、太陽は一日も休むことなく、地上のすべての生命を育んでくれています。この太陽の恩恵によって私たち人間も、植物も、動物も生きていくことが可能なのです。

どれだけの人が太陽の恩恵を感じとり、日々過ごしているでしょうか。太陽は、私たちが光熱料を払わず、感謝をせずとも、世界中のすべての人々に無償で熱や光を与え続けてくださっています。

この無償の愛を提供し続けてくれる太陽は、私たちに、たとえ人に感謝されなくても、裏切られ、傷つけられても、無償の愛を与え続けることが本当の愛の姿であることを、教えてくれているのではないでしょうか。

太陽呼吸法は太陽の愛とやすらぎのエネルギーを呼吸法とともに心と体にとり入れて、自分の心の中にあるマイナス的な思いを消していき、心と体にやすらぎと活力をとりもどすための呼吸法なのです。

「感謝の心」が幸せを呼ぶ

太陽呼吸法を行っていくと、プラスの思い方、考え方が自然とできるようになります。

そして脳波がα波になるので、潜在意識からのインスピレーションを受けやすくなり、ひらめきも多くなっていきます。すると、自分が今するべきことがよく見えてきます。また、人とのコミュニケーションのとり方や仕事の面でのよいアイデアが次々と浮かび、ものごとがよりよく進んでいくようになっていきます。

どうしたら人間関係がうまくいくのか、どうすれば仕事でお客さんに喜んでもらえるのか、職場の同僚や上司にどうすれば恩返しができるのか、配偶者との関係でも、相手がどうしたら喜んでくれるのか、そうした問いに対する答も、この呼吸法を続けていただくことで得られるでしょう。

私たちの持っている能力を最大限に使って、相手に喜んでいただけるためには何をしていけばよいのかを考えて行動していったときに、はじめて私たちの心の中に誇りや生きがい、幸せを見いだすことができるのだと思います。

人との関係でも、相手より優位な立場に立ちたいとか、できるだけ楽をして無難に仕事をこなしていこうなどと考えていたのでは、本当の意味での自信や誇りを持つことはできないでしょう。

上司の機嫌をとったり、人からの評価ばかりを気にしている人は、日頃の自分の仕事に自信が持てないため、それを見抜かれることを恐れるがゆえに、他人の評価が気になるのです。

また、仕事が大変とか辛いと思っている人の場合は、自分に仕事を与えていただいていることへの本当の感謝の気持ちを忘れていることが多いようです。働く環境を与えられ、給料をいただいていることへの本当の感謝があるとき、私たちは、何とかして自分のできることで精一杯のお返しをしていきたいという気持ちが湧いてくるものです。

そのような気持ちで仕事をしているとき、不満やグチの心は消えていくものです。たとえ、能力以上の仕事を要求されていると感じるときでも、自分の能力を評価していただいているお陰、と前向きな気持ちが生まれるため、ますますやる気が出てくることになります。

したがって、仕事が楽とか辛いという問題は、その人の仕事に対する心の姿勢にかかっていることでしかないのです。

ですから、発想を変えて、仕事を与えてくれている上司や社長、お客様に感謝の気持ちを持って、その信頼に答えようという気持ちで仕事に向かうことによって、余計なストレスや悩みを抱えることもなくなるでしょう。

一見、困難に見えることでも自分を成長させてくれる一つの糧であると思うことができれば、きついとか辛いといった思いはなくなるでしょう。

プラス思考を持続させるために

「プラス思考」とか「ポジティブシンキング」という言葉が一時はやりましたが、本当の意味でこれらの言葉を理解している人は意外に少ないのではないでしょうか。たとえば、「仕事上の重責を果たすために何とかしなければ」とか「家族がいるから仕方がなく辛い仕事もがんばっているんだ」などと考えている方の場合、「がんばらなくては」と考えている点では一見プラス思考のように見えますが、実はそうではありません。

仕事を重責と思っていること、辛いと思っていること自体がすでにマイナス思考なのです。

本当の意味でのプラス思考というのは、疲れていても無理やり元気と思いこんで深酒を続けたり、嫌いな人を好きだと無理に思いこむことではないのです。

心の中にある、「ありがたい」という気持ちや楽しい気持ち、そして思いやりの気持ちが、その人の行動の源になるような態度こそが本当のプラス思考といえるのではないでしょうか。

心の中にはマイナス的な思いを持ちながら、プラス思考でなければならないということを頭だけで考えて行動していると、心がついていけず、かえってストレスが溜まり、自己嫌悪に陥りかねません。

では、プラス的な思いを持って、前向きに人間関係や仕事に取り組む姿勢を持続していくためには、どのようにしたらよいのでしょう。

まずは、自分がどういう人になりたいのか、自分の理想のビジョンをしっかり持った上で、日々、その理想の人になって仕事や人々に接することなのです。

たとえば、どんなことにも動じない包容力のあるリーダー的な人を理想とするのであれば、その理想的な自分の姿をしっかりイメージします。そして日々接する人々にやさしく、大きな心で接することを心がけていきます。

そうすると、小さなことや人の評価も気にならなくなっていき、マイナス的な思いも消えていくことでしょう。もし、トラブルに巻きこまれたり、心が痛むような出来事にあってしまったときには、理想の自分であったらどのように対処していくのかと考えます。

すると、余裕が生まれ、客観的にものごとを見ることができるようになり、適切な対処方法が見つかります。その結果、いつまでも悩んだり、心配することもなくなるでしょう。その上、相手の欠点には寛容となり、逆によい面が見えてくるので、今まで苦手に感じていた人とも自然につきあえるようになり、よい人間関係の循環がはじまります。

このようなよい循環がはじまっていくと、プラス的な思いの持続が自然にできるようになっていくことを体験されるでしょう。

怖れや不安からの解放がストレスをなくす

人間関係でも、苦手な人や価値観が合わない人を敬遠してしまうのは、一種の恐怖心からです。

不安や怖れが湧いてくる原因の一つには、依頼心があります。

不安や怖れを感じる人の多くは、何かに依存する気持ちが強かったり、相手に依存する気持ちを強く持っているようです。

このタイプの人にとって、よい人の基準は「自分を幸せにしてくれる人」「自分を分かってくれる人」、または、「同じような考えを持っている人」などのようです。

そして幸せは人がもたらしてくれるものと思っているので、相手によって幸せが左右されてしまうために不安がつきまとうのです。

なぜなら、人の気持ちは変わるものですから、たとえ今、自分に幸せをもたらしてくれていると思われる友人や伴侶と出会っても、その関係がいつまで続くか分からないので、不安が出てきてしまうのです。

幸せややすらぎは相手の問題ではなく、自分の心の状態で決まることが分かると、幸せを相手に依存しなくてすむようになるでしょう。

そうなると、自分の思い方を変えれば、やすらぎや幸せが得られることに気づき、自分を見つめ直すチャンスになっていくことでしょう。

そのときこそ、瞑想や呼吸法をするときではないでしょうか。なぜなら、私たちの真我は、自分がどうすれば幸せになれるか、どうすればよい人間関係をつくることができるか、どうすれば健康になれるか、などすべての答えを知っているからです。

つまり、自分を幸せにできるのは、自分自身しかないのです。

まずは、瞑想呼吸を通して、本当の自分に出会い、そのメッセージに耳を傾けることをおすすめします。

すると、自分が幸せになるためにはどうしたらよいのかが、自ずと分かってくるでしょう。あとは、そのことを生活の中で実践していくことです。そうすれば、不安や怖れから解放されることは間違いないでしょう。

実践! 太陽呼吸法

『太陽呼吸法』はその名前の通り、朝日の光をイメージしながら行う呼吸法です。まず、最初に朝日の光をイメージする方法について、説明しましょう。

実際に呼吸法と合わせるときには、一呼吸の間に朝日に照らされている自分をイメージしていただくことになります。

呼吸法をしながら行うので、呼吸法とイメージを描くことが同時にできない場合は、まずは、イメージだけを練習しておくとよいでしょう。

どのようにイメージしていくか、順を追って説明していきましょう。

①軽く目を閉じてください。

②大海原の前に広がる白い砂浜に座っているご自分をイメージします。
③水面は朝日を浴びてキラキラと輝いています。
④水平線の向こうから昇ってくる輝く朝日の光があなたの全身を照らしていきます。
⑤その愛と癒しの朝日の光がまず、頭を照らし、そして顔、両肩、両腕、胸からみぞおち、お腹、背中からヒップ、そして太腿、両ひざ、両足、つま先まで順に照らしていく光景をイメージします。
⑥その光はやがて全身に満ちて、体のすみずみまで、そして細胞のすみずみまでいきわたり、太陽のあたたかい、愛と癒しの光が全身を照らしているところを想像します。

次に、この太陽のイメージを呼吸法と組み合わせてみます。イスに腰かけた座位の呼吸法でこの太陽呼吸法を行ってみましょう。

①まず、背筋を伸ばして顎を引き、軽く目を閉じます。体の余分な力を抜き、両手は丹田の位置に軽く当てます。
そして大きく二、三回息を吐きだします。このときには、吐く息とともに心の中の引

◆太陽呼吸法のやり方◆

はじめに・準備

椅子にやや浅く腰かけ足は腰幅位に軽く開きます。背筋を伸ばし、肩とみぞおちの力を抜き、あごを軽く引き目を閉じます。

両手を丹田（おへそから10センチほど下）に当てます。

鼻と口を使って３回息を吐きます。

息を吐き出す時に、心の中のわだかまりや引っ掛かりを吐き出すイメージです。

1　両手を丹田にあて、上体を15度位前方へ倒しすばやく息を吐きます。

2　次に、両ひざを合わせます。続いてお尻（肛門）を締めます。

3　両ひざとお尻を緩め、脱力します。この時に息は入るにまかせ、息を吸おうとしない

4　上体を素早く起こすと同時に太陽の光が自分の全身を照らしている事をイメージします。

5　息は自然に入ったまましばらく保ち太陽をイメージします。

あとは１～５の動作を繰り返していきます。
※両ひざとお尻をゆるめた後に、かぞえ珠の玉をひとつ進めます。

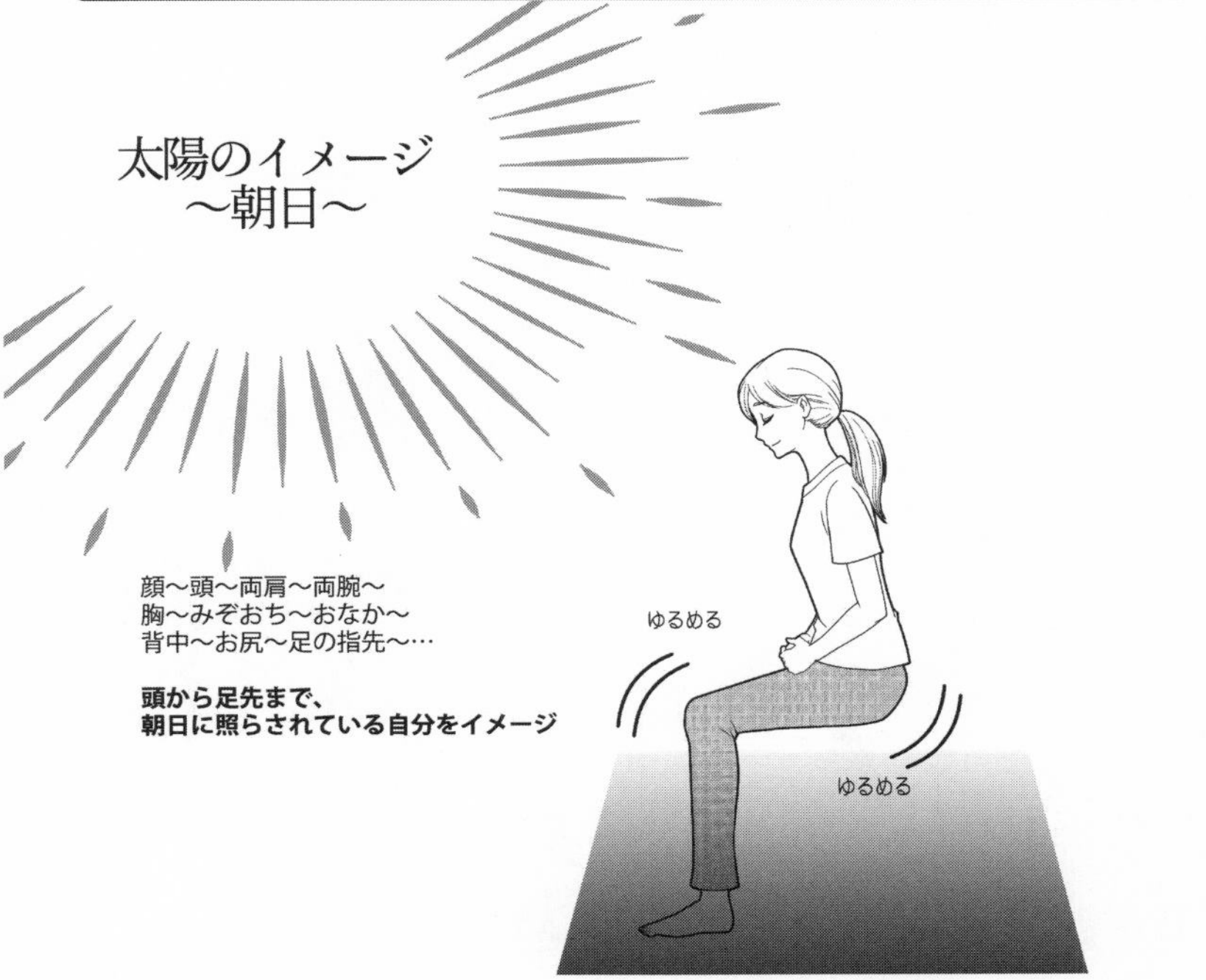
太陽のイメージ
～朝日～
顔～頭～両肩～両腕～
胸～みぞおち～おなか～
背中～お尻～足の指先～…
頭から足先まで、
朝日に照らされている自分をイメージ
ゆるめる
ゆるめる

っかかりやわだかまりが出ていくと思って息を吐きましょう。

②次に、上体を十五度位前方に倒し、鼻から息を吐きます。次に両ひざを合わせ、一瞬ヒップを締めます。

③ヒップを緩めて力を抜くと同時に、息が自然に入るにまかせます。次に上体をスーッとおこします。

④上体をおこした状態で、太陽の光がさんさんと全身を照らしている光景をイメージします。次に息を吐きたくなったら、再び上体を十五度位前方に倒していき、次の呼吸に移ります。

あとはこれを自分のペースで繰り返し行っていきます。

ポイントは、上体がまっすぐの状態で息は吸ったまま、全身が朝日に照らされているイメージを描くことです。

息を吐くのは、上体を十五度くらいに傾けたあとになります。

この呼吸法をしながら、太陽のイメージがはっきりと描けたときには、体は実際の朝日を浴びているように、ぽかぽかと温かくなってきます。なぜなら、私たちの神経組織、細胞は、現実と想像の区別がつかないようにつくられているので、実際の朝日がそこになくとも、イメージができると朝日を浴びたときのような生理的な反応が起こるからです。

とくに、これから紹介するどの瞑想呼吸法にも共通していますが、呼吸法を行う前に全身のストレッチを十分に行い緊張を十分にとっておくと、呼吸法の上達が早まります。

すでに述べたように、体がリラックスしていれば十分な瞑想状態に入ることができ、脳内のα波もより早く引き出すことができるからです。

人間関係の願いをかなえる呼吸法②

和解の呼吸法……トラブルがすっきり解決する

まえにもふれましたが、私たちの悩みの多くは対人関係の問題が占めているといってもよいでしょう。人は十人十色で、いろいろな個性や価値観を持っています。

ふだんはそれほど話もしないのになんとなく気が合う人もいれば、一緒にいるだけで不愉快に感じる相手や、考え方や価値観に大きなギャップがある人、話が合わない人、苦手な人、ウマが合わない人など、周りにはさまざまな人がいます。

基本的に対人関係の悩みやストレス、トラブルは、相手だけの問題ではありません。自分自身の中に原因があるか、そこから何か学ぶ必要があるので現実に自分の目の前に出されているということは、すでに述べたとおりです。

つまり、自分自身のマイナス的な思い方の癖が、さまざまな対人関係の問題を引き起こす要因となっていることを、ここでもう一度認識しましょう。

人にはそれぞれ、いい面、悪い面があるものです。たとえ私たちにとって苦手な人で、一見よいところがないように見える人にも、必ずその人のよい面があるものです。たとえば、職場で多くの人から嫌われていると思われている口うるさいAさんを例にとってみましょう。そのAさんは、職場では友人が一人もいないかもしれませんが、職場以外では親しい友人がいたり、家族のなかの誰かはAさんを愛していることが往々にしてあります。

すると、私たちが「嫌な人」と見ていたAさんは、他の人から見たらよい人かもしれません。また、私たちが気づいていない面をたくさん持っているかもしれないのです。こうして見ていくと、どんな人も良い人、悪い人と決めつけることはできないのではないでしょうか。

相手の本当の姿を知りたければ、まずは自分がどんな人間かふり返ってみることです。つまり自分のことを深く知れば知るほど、相手のこともよく分かってくるものです。自分を深く見つめていくと、嫌いな人や苦手な人というのは、自分のなかにある嫌いな部分を鏡となって見せてくれているのだということに気づき、ハッとすることと思います。

「立ち向かう人の心は、我が心を写す鏡なり」という言葉がありますが、まさしく嫌いな人や苦手とする人とは、私たちが、私たちの心の中にある嫌いな部分を相手のなかに見て、自分自身に嫌悪している姿なのです。

なぜなら、もし私たちの心の中に（相手に見た）嫌いな部分がなければ、その人と接しても、嫌ったり引っかかったりすることはないからです。よく「あの人は思いやりがないから嫌だ」という人がいます。ところが本当に思いやりがあって優しい人からは、そういった言葉は出ないものです。そのためにも、自分はどのような人間なのかをふり返ってみることが大切です。よい面、悪い面の両方が必ず見えてきます。

自分を知るためには、二章の部分でお話ししましたが、心を浄化するための内観瞑想、止観瞑想、対人関係の瞑想を行い、過去の自分をふり返って、心に引っかかりのある相手と自分との関係を、あらためて見つめ直していくことをおすすめします。たいていの場合、相手の嫌な面が自分にもあることや、相手が自分といろいろな面で似ていることなどに気がつくことでしょう。

私のセミナーに参加される多くの方々が、そのことに気づいて驚いています。

「私は主人を通して、自分の嫌な面をみていたんですね」とか「嫌いだったお母さんは、私とそっくりで驚きました」などの感想を多くの方がおっしゃいます。

自分を調べていき、そのことに気づいていただければ、あとはこれからご紹介する和解の呼吸法で、相手とのわだかまりも一掃できます。

対人関係のわだかまりやトラブルを解消していくには、気づいた人のほうから相手に接する気持ちと態度を変えていくしかないのです。どちらでも気づいた人が変わると不思議なことに相手は何も知らず、瞑想や呼吸法をしなくても変わってしまう場合が多くあります。

相手にも自由意志がありますので、変わってはくれないこともあります。しかし、たとえ相手が変わらないとしても、気づいた人の心のわだかまりや引っかかりは消えていきます。私たちが関わるトラブルや人間関係の問題の原因は、自分の中にあるか、原因が見当たらないときにはそこから学ぶべきことがあることを知ることです。知っただけでも、相手を批判したり攻撃する気持ちがなくなるので、心の葛藤の増幅を抑えられるからです。

苦手な人、キライな人は自分の心を映す鏡

苦手な人や嫌いな人がいるのはなぜかというと、自分の中にその相手と似た面があるからだと話してきましたが、対人関係の悩みを解決する秘訣は、自分が接するすべての相手

は、今の自分自身の心を映してくれる鏡の役目をしてくれていると考えることです。

もし、相手の考え方や行動のマイナス的なものが気になったり、そのことで悩むような場合は、それは自分の中にある嫌な面を、相手が鏡となって私たちに見せてくれているということなのです。

ですから、苦手な人や嫌いな人は、今まで自分では気づくことができなかった、私たちの心の中にある醜い面を教えてくれているということになります。

このことが本当にわかってくると、そのことを気づかせてくれた相手の方に、感謝の気持ちを抱くことさえできるようになります。

なぜなら、そのような相手の方がいなければ、私たちの心の中のマイナス的な思いの癖に気づくことができず、いつまでも人間関係の悩みから解放されなかったかもしれないからです。

そして人間関係で悩んでいる多くの方が、最初はこの事実を否定したり、認めたがらないようです。その理由は、私たちが嫌いな人と似ているなんて、「考えただけでもゾッとする」と思うからです。

私も心の勉強をはじめたばかりのころ、職場で苦手なタイプだったXさんとのことで悩んでいた当初は、Xさんと私が似ているとは考えもしませんでした。

Xさんは上司でしたので、表面的には合わせていましたが、心の中では相手の嫌な面が気になり、そのうち悩みの種になってしまいました。

その当時は、対人関係の調和の方法が分かっていなかったので、ただ「ああいう人にはなりたくない」と失礼なことを思っていました。

最初は表面的に合わせていたのでなんとかなっていたのですが、二年、三年と経つにつれ、私の心の中に、Xさんとの葛藤でマイナス的な思いがどんどん高まっていき、ついには職場を辞めようかどうしようかと思いつめるまでになってしまいました。

しかし、もしXさんと不仲のまま職場を辞めてしまったら、Xさんとのことで悩まなくなったとしても、私は心の世界を何のために勉強しているのかと考えました。辞めるのであれば、Xさんと和解してから辞めようと決めました。

そして、Xさんに対して真剣に、和解のための瞑想と和解の呼吸法を行ったのです。和解の瞑想の中で、Xさんと知り合ったころからのXさんとの関係を徹底的に調べていきました。

当時、Xさんは私にとって精神世界の先輩であり、上司でもあったのですが、私が主宰者からほめられると嫌な顔をしたり、私のすることなすことにいろいろと文句を言ってきたりされていました。

私としては、Xさんに何か害を及ぼすようなことをしたわけでもなく、普通に接していたつもりだったので、「なんでこんなことを言われなければならないのか」と思い、心の中でXさんを責めていました。

なぜXさんが私に辛くあたるのかを考えてみますと、私はその職場で働く前から、Xさんのあまりよくない評判を聞いていて、それを鵜呑みにし、最初から口うるさくて、思いやりがないという先入観を持って接していたことが原因の一つであることに気づきました。人の噂を鵜呑みにして、相手に思いやりのない人というレッテルを貼っている私こそ、思いやりがなかったのです。

私はそのことに気づかず、Xさんは上司なのだから自分の立場を分かって、部下の私にやさしくしてくれれば、私は悩まなくてすむと思ってしまっていたのです。そして、この悩みを相手の問題と考えている間、私の心の苦しみは続きました。Xさんは私にことごとく辛くあたってきました。

そのときの私のXさんに対する態度はどうだったのかを考えてみますと、Xさんには上司としての立場をわきまえた、思いやりのある行動を望んでいながら、私のほうはXさんのお陰で働ける環境を与えていただいていることへの感謝を忘れ、先入観を持って相手を見ていた上に、部下としての立場をわきまえず、思いやりのない態度をとっていたのでした。まさしくXさんは、鏡となってそのときの私の心を映してくださっていたのです。

また、私はXさんから認めていただけなかったことに不満を持っていましたが、私もXさんを認めていなかったのです。

お互いに認めてほしいと思いながら、お互いに相手を認めなかったために、お互いの心にわだかまりをつくってしまっていたのです。

私は和解の瞑想を通して、このことに気づかせていただいたときに、Xさんに対し、本当に申し訳なく思うと同時に、深い感謝の心が湧いてきました。

なぜなら、Xさんのお陰で自分の心の中のマイナス的な傾向を明確にすることができ、そして自分を変えるチャンスをいただけたからです。

その後、Xさんに対して毎日、和解の呼吸法を一日五十回くらい、三週間続けました。

すると、私の心の中からXさんに対する引っかかりやわだかまりが消えてしまい、逆にXさんのよい面がいろいろと見えてきたのです。

それからは、職場での私のXさんへの見方は百八十度変わってしまい、Xさんに対して素直な気持ちで接することができるようになりました。

すると、Xさんの態度もすっかり変わってしまい、私に対してとてもやさしくなり、文句を言うどころか、いろいろな機会に、私のことを評価してくださるようになったのです。その後は、Xさんとの関係によるストレスは解消し、最後まで楽しくお仕事をさせていただきました。

このように、自分自身が変わることによって、相手も変わってくるものです。たとえ相手が変わらなかったとしても、自分自身の心の中の引っかかりが解消できれば、悩みとはならなくなるのです。

ですから、相手が変わることを望む必要もないのです。

意味のない出会いはひとつもない

以上のことから、意味のない出会いはないということを私はいつも思っています。それどころか、私たちが多くのことを学べるのは、人間関係を通してではないでしょうか。

私のところに相談にくる方の九割は、対人関係の悩みを抱えています。親子の問題であったり、恋人や配偶者との問題であったり、仕事上の人間関係であったり、さまざまです。心と体は関係しあっていますから、当然、人間関係の問題とともに、体の不調を訴える方がたくさんいます。

ところが、瞑想呼吸法を行ったり、私の行っている真我実現セミナーを受講されたあとでは、多くの方々の対人関係の悩みは解消され、病気の改善もはかられています。

「彼との仲がよくなった」「上司との関係がよくなった」「親子の間の溝を埋めることができた」などと、たくさんのうれしい声を聞くたびに、人間の可能性と、私たちの心の中にある真我がいつも応援してくださっていることを感じ、思い方、見方を変えることの大切さを実感しております。

これから対人関係の問題を解消していける、和解の呼吸法のしかたをご紹介します。和解の呼吸法を毎日続けていくと、人間関係の悩みやストレスが、知らず知らずのうちに解消していくことに気がつくでしょう。

よい出会いを求めるなら、まず自分の心を浄化して、魅力的な人間になる努力をしていくことが大切なのです。

実践！ 和解の呼吸法

和解の呼吸法は、自分の過去をふり返って、対人関係がしっくりいかない人や苦手と思う人など、自分の心に引っかかりがあると思う人を一人選ぶことからはじめます。

①心に引っかかりのある相手を思い浮かべます。自分の目の前に、イスをイメージし、そこにその人に座ってもらいます。

②背筋を伸ばし、軽く目を閉じて顎を引き、両手を丹田の位置に添えます。

③まずは、頭上から太陽の光がサーッと自分と相手の方に降り注ぎ、光が相手と自分をてらしているところをイメージします。

④次に、上体を十五度位前方に倒し息を吐いていきます。次に両ひざを合わせ、ヒップをしめます。次にヒップをゆるめ脱力します。その時に息は入るにまかせ、すぐに上体をおこします。上体をおこした状態でイスに座っている相手の頭上から、全身に太陽の光が入っていくところをイメージし、相手に向かって心の中で「ごめんなさい」

「申し訳ありません」などと謝ります。

⑤息を吐きたくなったら、十五度位前方に上体をたおし、同じことをくり返します。

和解の呼吸法のポイントは、まず、お詫びの言葉を心から相手に伝えることです。この呼吸法の間は、ずっと自分と相手の方が朝日につつまれているイメージをしながら行います。その結果、これをくり返していくと、光が循環するようになり、お互いが朝日の愛と癒しの光に満たされ、一体感が生まれてきます。

4章

《実践篇》

「大切な人」「憧れの人」との幸せな関係をつくる

＊最高の運を呼び込む「満月呼吸法」と「感謝の呼吸法」

満月呼吸法……何事にも動じない自信が生まれる

ある地方に住むお年寄りで、身の上相談のアドバイスを電話でしている人がいるそうです。といってもカウンセラーや占い師などではないのですが、持ちこまれた相談の回答が実に適切なので、評判が評判を呼び、本人は時間が許す限りいろいろな人の相談に乗ってあげているそうです。

ここでおもしろいのは相談の受け方です。彼は電話だと相談を持ちこんだ人が話していないことまで分かってしまうそうですが、手紙ではまるっきり相手のことが分からないと話しているのです。

この方ほど霊感の強い人でなくても、電話をかけたときに、初めはひどく無愛想な応対をしていた相手が、自分が名前を名乗った途端にそれまでとはうって変わって、急に愛想よくていねいになるのが手にとるようにわかるということを経験された人もおられるでしょう。これは、電話はふだん生活しているときの心の状態を正直に相手に伝えるからと考えられます。電話は、相手の日頃の心の状態をキャッチする上で有効な手段といえます。

そこで、電話がかかってきたらすぐに受話器をとらず、心の中に満月を描いてからとることをおすすめします。とくに営業の仕事をしている方は、電話での印象が大切です。なぜなら、心の中に満月を描けているときには、私たちの心が調和のとれたやすらいだ状態となるために、その心の動きが相手に伝わるからです。

世の中には、電話で長々と愚痴を言う人がいます。

あるとき呼吸法セミナーの受講生から、母親に電話をすると愚痴ばかりこぼされるので、電話をかけるたびに気が重くなるという相談を受けました。

そこで私は相手の愚痴が止まる方法として、その人から電話がかかってきたときに、電話を受けながら心に満月を描くことをすすめてみました。

するとその方のお母さん、最初はいつものように愚痴話をはじめたのですが、だんだんトーンが弱くなり、途中から愚痴話が出なくなったのです。その方は、このことで自信をつけ、他のことにも応用できるのではないかと喜んでいました。

たとえば、お見合いや就職の面接などのときでも、胸に満月を描くことをおすすめします。一生を左右するような大切な場ですから、好感を持ってもらおうと力んでしまう方がたくさんいます。でも、それが逆効果となってしまうことがほとんどです。また、声が元気でも、それだけでは好印象を与えることはできません。

恋人になってほしい方に会うとか、重要な仕事の得意先の方に会うからといって、相手に好感を持ってもらおうと思っても、心が調和されていないまま口先だけのお世辞を言っても、相手には表面上だけだということが分かってしまうものです。

本当に好印象を与えるには、私たちの心から出ているエネルギー波動が調和されていることが必要なのです。心のエネルギー波動が調和されていれば、やすらぎ、明るさ、すがすがしさ、誠実さ、清らかさ、やさしさなどの心のエネルギーが相手に伝わっていきます。この心から出ているエネルギーが、その人の雰囲気をつくりだしているのです。

ですから、相手から好感を持ってほしいのであれば、日頃の心の浄化のほかに、日常生活の中で、心の状態を満月のように丸く保つ努力を続ける必要があります。

また、今考えられる理想的な自分になっていくためにも、日頃から心に満月を描きながら仕事をしたり、人と接点を持つことが大切です。

心の状態は「満月」でわかる

満月呼吸法を練習しても、心に曇りがあると満月は光り輝きません。かすみがかかっていたり、きれいな円形にならず、ちょっとだ円形になったり、ゆがんだ形にしかならないのです。

そううつ病、または自律神経失調症になっている方に満月呼吸法をしていただくと、満月が光るどころか、雲のかかった満月やギザギザの満月しか出てこないといわれます。

もしそのような月しか見えないようでしたら、心に大きな悩みがあるか、精神的にまいっている状態にあるかのどちらかといえるでしょう。

このように満月呼吸法は、今の自分の心がどれくらい浄化されているかを知るよい手がかりになるでしょう。

ですから、心の浄化のための瞑想を行ったあとで、今の私たちの心の状態を知るために、満月呼吸法を行うことをおすすめします。不動心を持ちたい方は、できれば一日一回、夜寝る前に満月呼吸法を行う習慣を身につけるとよいでしょう。

一日の終わりに満月呼吸法を行ってみて、そのときに満月が上手に描けなければ何か問題があったということですから、原因と思われる出来事を思い出し、内観、止観、対人関係の調和瞑想などで心を浄化しておくと、大きく丸く豊かな満月が描けるようになります。

「人にどう思われるか」に恐れを感じなくなる

人前に出ると上がってしまい、上手に話せなくなるという方にも、満月呼吸法がおすすめです。上がり症はあくまでも心の問題です。緊張して心のやすらぎを失うと、上がってしまうのです。

人前に出ると上がってしまう方というのは、自分が他人からどう見られるのかを必要以上に気にしてしまう、いわば自意識過剰なタイプの人に多いようです。この傾向は自信のない人に多くみられます。「私はうまくしゃべれない」あるいは「失敗するんじゃないか」というマイナス的な心が強く働くために上がってしまうのです。

上がらないためには、自分が「人によく見られたい」という気持ちがどこから出てくるのかを知る必要があるでしょう。他人の評価が気になる人は、自信がないから気になるのです。

それでは、なぜ自信が持てないのでしょうか。

それは、表面意識でとらえた小さな自分だけを見ていて、私たちの心の中にある英知を秘めた真我の存在に気づいていないからなのです。

真我はその人に必要な知恵や方法論などのインスピレーションを与えてくださるので、真我の存在を知っただけで、偉大な道案内人が常にそばで守ってくれるような安心感があります。

その結果、自分に与えられていることは、必ずやり遂げられるという確信のようなものが出てくるために、人前でも上がることがなくなるのです。

満月呼吸法には、心を穏やかにし、落ち着かせる効果があります。

私も今でこそ人前で講演をしたりしていますが、昔は人前で一分も話すことができないほどの上がり症でした。

私のところにいる女性スタッフの一人は、以前はとても上がり症で、「人前に出て話をするなんて、とんでもない」と言っていました。

彼女が呼吸法を学んで二年ほど経ったころ、私は彼女にセミナー参加者による同窓会の司会をお願いしたのです。

するとどうでしょう。彼女はとても落ち着いた、素晴らしい司会をすることができました。あまりに手際よくこなす司会ぶりに、私も思わず「すごく上手じゃない？」とほめました。すると彼女は「いいえ、実は自分でも驚いているんです。でも昔と違って、いつの間にか自然体で話せるようになっていたので、少しも上がることなく司会が進められました」と、うれしそうに話してくれました。

これは心の浄化の瞑想と呼吸法を続けている間に、「人が私をどう見るか」という過剰な自意識がとりのぞかれ、心の状態が安定してきたからだといえるでしょう。

心が自然体であるということは、心に真我からのプラスの思いのエネルギーが伝わってくるために、やすらいでおり、想念、本能、理性、感情、知性、意志などといったすべての心の状態が、満月のように穏やかな状態にあるということなのです。

上がっているときというのは、文字通り、気のエネルギーが頭に昇っているときです。重心が上に上がってしまえば落ち着かなくなるのは当然ですし、また呼吸も浅くなっています。こうしたときは深い呼吸を心がけ、丹田を使って行う太陽呼吸法を二十回くらい行って、呼吸が整いはじめたら、満月をイメージする満月呼吸法を行ってください。

太陽呼吸法をくり返し行っていると心が落ち着いてきます。そのあとで、穏やかな満月を心に描きながら満月呼吸法を行うことができれば、上がらずに自然体で話をすることができるでしょう。

満月呼吸法は、平常心をとりもどす有効な方法といえるでしょう。

実践！　満月呼吸法

満月呼吸法は息を吸うときに、自分の胸の中央に光り輝く満月をイメージしながら、丹田を使って呼吸を行う方法です。

呼吸法に入る前に、満月瞑想を行ってみましょう。

①軽く目を閉じて、朝日のやわらかな光が、頭の上から顔、両肩から両腕、背中から腰、そしてヒップにかけて入ってくるところをイメージします。さらに、胸からお腹、太ももから両足、そして足の裏まで、やわらかな光が全身を満たしてくれています。

②次に、光り輝く十五夜の満月を頭上に思い浮かべてください。その満月をスーッと頭

の上から、胸のところまでおろしていきます。そして胸のあたりに、直径三十センチくらいの立体的な満月を思い浮かべ、この満月が胸のところで光り輝いているイメージをしばらく持ち続けてください。

それでは満月呼吸法に入っていきます。

①まず、上体を十五度位前方に倒していき、その後、鼻から息を吐きます。その後、両ひざを合わせて、一瞬ヒップを締めます。

②次に、ヒップを緩め、息が入るにまかせると同時に、一気に上体を起こします。そして胸のところに光り輝く満月をイメージします。

そして息を吐きたくなったら再び息を吐き、同じ動作をくり返していきます。

不思議なもので、満月は心の中にわだかまりや引っかかりがたくさんあると、なかなかきれいに思い描けないものなのです。ですからこの呼吸法は、今の私たちの心がどれくらい浄化されているかを知る上で重要なバロメーターとなります。

私も瞑想をはじめたばかりの二十代のころは、心を浄化する方法も知らなかったので、ひたすら瞑想するだけだったのですが、雑念が多く一向に先に進んでいかない状態でした。そのために、そのころは満月を描こうとしても光り輝く満月を描き続けることはできませんでした。当時、うつ的な方が丸いものを描こうとすると、満月どころか丸い形ですら描けないと聞いたことがありとても驚きましたが、今はその意味がわかります。

昔の人は「立派な人の心は〝丸い〟」ということをなんとなく知っていたので、「あの人の心は丸い」とか「すごく円満な家庭だ」という言葉を日常でも用いたのではないかと思われます。しかも、満月で瞑想を行うというやり方は、実はお釈迦様の時代から確立されていたそうですから、一理あるとうなずいてしまいます。

今回ご紹介した瞑想呼吸法は、私が生み出したオリジナルのものですが、共通して言えることは、最初はきれいに満月が描けない人でも、心の浄化やこれらの呼吸法を続けて行うことによって、満月をきれいに描けるようになるということです。

感謝の呼吸法……………憧れの人との〝縁〟を確実なものにする

感謝の呼吸法は、とても応用範囲の広い呼吸法です。呼吸法をはじめて間もない方や、心の問題を勉強しはじめたばかりの方に太陽呼吸法と感謝の呼吸法をおすすめするのは、一つにはそこに理由があります。

仕事でもそのほかのことでも、成功するかどうかは、人の協力が得られるかどうかで決まります。私たちが、仕事で成功している方や、多くの人から尊敬されている方を見て、「この人と縁を持ちたい」「友人になりたい」と思っても、すぐに実現する可能性は低いでしょう。たまたまお目にかかる機会があっても、名刺交換や一時の挨拶だけでは、その場限りで忘れられてしまうかもしれません。

しかし、一瞬の出会いを持続するようなご縁にすることは可能です。

相手から何かしていただいたことがあれば、お礼状を書くなどして礼を尽くすのはもちろんのことですが、そのほかにおすすめするのが、これからご説明する感謝の呼吸法を行うことです。

この呼吸法の詳しいやり方は後に説明しますが。息を吐きながら、相手の全身が朝日で照らされているところをイメージしながら、心の中で「○○さん、ありがとうございます」と声をかけ、心からお礼をのべます。すると、太陽の光が発している、愛、やさしさ、感謝などのプラスのエネルギーを相手に送ることができます。相手は、無意識にあなたのプラスの思いをキャッチして、あなたになんとなくよい印象を抱くようになっていきます。

つまり、この呼吸法によって、愛や癒しのプラス・エネルギーが相手の体と心に届き、その方が「何か気分がいいな」と感じるのと同時に「あの人、どうしているのかしら。今度、会ってみたいな」というような積極的な思いが、相手の心の中に浮かんでくることが多いようです。

感謝や愛情の念波はプラスのエネルギーです。感謝の呼吸法で、相手に感謝の念を送っていくと、相手にプラスのエネルギーが伝わっていくので、感謝の呼吸法は交友関係や人脈づくりに、とても有効な方法といえると思います。

毎日一回でもよいので、朝、目が覚めたときとか、夜眠る前に、相手に対して感謝の念を送る呼吸法をすることによって、ご縁を持ちたい方との関係は、いっそう親密でよいものに変わっていくことでしょう。

これは仕事関係だけではなく、結婚を考えている相手の方との関係や友人関係をよくすることにも絶大な効果がありますし、今はどこにいるのかわからない人や、昔大変お世話になった方、また亡くなった方に対しても行うことができます。亡くなった方に私たちの思いのエネルギーは届きますから、すばらしい供養になるでしょう。さらに今よりもっと仲良くなりたい方、一緒に仕事がしたい方、いいご縁を結びたい方がいるときにも、感謝の呼吸法をおすすめします。

ご縁というのは、せっかく知り合っても何もしないでいると切れてしまうことが多々あるので、慌ただしい日常生活では、よりよい人間関係を維持していくことはなかなかむずかしいのですが、感謝の呼吸法を行い、相手に対して「心からありがたい」と思える気持ちを持続することによって、私たちが望むような人間関係を築くことができるでしょう。

「プラスの思い」が、相手の心を開く

私はよくセミナーで「立ち向かう人の心は鏡なり」という言葉を使います。
ある会社で責任ある立場にあった男性の例をあげましょう。

彼は、給料も人並み以上にいただいており、仕事も気に入っていました。しかし本人は、同僚の一人に、妙に心に引っかかる人がいて、その人のことで毎日悩んでいたというのです。彼さえいなかったら、楽しい職場になると常々思っていました。長い会社勤めの間には配置がえもありましたが、配置がかわる度に気になる相手がどんどん近づいてきて、ついに自分の目の前の席に来てしまいました。

彼は、絶対に逃げられないというところまで追い詰められてしまったのです。そのようなときに、たまたま私の本を読んで、いくら相手から逃げても問題は解決しないことに気づきました。そして真我実現セミナーに参加されたのです。

まず内観からはじめ、続いて止観瞑想、対人関係調和の瞑想という心の浄化のための瞑想をステップごとに行いました。彼はこのセミナーの中で、問題の人との対人関係調和の瞑想をして、なぜその人に自分の心が引っかかるのか、原因を徹底的に探していきました。するとと、彼は今まで一方的に相手が悪いと思っていたのですが、実はその苦手な人は自分とそっくりの部分を持っていることに気づいたのです。

すでにふれましたが、私たちは自分の心の中にある見たくないマイナス的な部分を、相手を通して見せられるために、嫌な気持ちになったり、心に引っかかりができてしまうのです。つまり、嫌いな人や苦手な人が鏡の役目をして、そのときの私たちの心を映してくれるということなのです。

彼は、自分の心の中にある嫌な面、見たくない部分を相手の中に見ていたために、相手のことが気になったり、嫌ったりしていたということに気づいてショックを受けました。自分はあんな人にだけはなりたくないと思っていたのに、自分が相手とそっくりと知って、驚いてしまったのです。

そして生まれてから今日まで関わった人で思い出せる一人ひとりの方に対する自分の態度を調べていったところ、自分が嫌っていた同僚とそっくりなことを、奥さんに対してしていたり、ほかの人にしていたことに気づいたのです。

そこに気づいた彼は、それまでは相手のことを批判したり、軽蔑したりしていましたが、自分のほうこそ軽蔑されるようなことをたくさんしていたことに気づき、がく然としてしまいました。

そして、その同僚に対して申し訳ないという思いが出はじめ、和解の呼吸法のあとに感謝の呼吸法を何回も行いました。すると、今まで自分では分からなかった、自分の中の嫌な部分を気づかせてくれた相手に対して、深い感謝の気持ちが生まれてきたのです。

そこで今度は、その人と楽しく食事しているシーンをイメージしました。

そうしてセミナーが終わって出社した初日に、驚くべきことが起こりました。その同僚と偶然エレベーターでばったり出会ったとき、先方から「やあ、しばらくだね」と声をかけてきたそうです。今までと全然態度が違い、本人も「ほんとに、しばらくですね」と答えると、先方から「たまには食事でもしないか、積もる話もあるし」と言いだしたのです。そして、しばらくぶりに食事をしたところ、お互いの中のわだかまりが消えており、いろいろと話がはずんだとのことです。

それから一か月後くらいに、その同僚の方は別の部署に配属されたとのことです。私たちの意識は互いにつながっているので、以前、彼がその同僚を嫌っていたときは、実は先方も同じように彼を嫌っていたのです。職場やエレベーターで一緒になっても、横を向いて口も聞かず、仕事上では最低限のやりとりはしても、食事を一緒にしたことなどありませんでした。

ところが、彼の心の中に感謝の心が生まれると同時に、相手のよい面が見えはじめてきました。その結果、それまでは嫌っていた同僚にプラスの思いのエネルギーが伝わり、相手の中にあった彼へのわだかまりも消えてしまったのです。

苦手な人、嫌いな人、避けたい人、腹の立つ人、またマイナス的な方向で気になる人がいるということは、自分の中に何か学ばなければならないもの、得なければならないものがあるということの証なのです。だから気になって仕方がないのです。

気になる人に出会ったときには、避けたり、逃げたりせずに、和解の呼吸法や感謝の呼吸法を行っていくことによって、その方から多くのことを学ばせていただけるのです。

豊かな人脈が自然に広がりはじめる

私のセミナーに参加した方に、ある電気メーカーにお務めの男性がいます。もともとこの方は、人脈を広げたいということで参加されたのですが、呼吸法と瞑想を行って彼の心がプラスのエネルギーで満たされ、人生に対して前向きになった結果、まわりの人が驚くほど彼に対して好意的になったといいます。と同時に、当初の目的であった人脈の豊かさも今までの何倍にもなったそうです。

それだけではありません。それまでは自分のためを考えて人脈を広げたいと考えていたのが、いつの間にか、友人同士を結びつけて喜んでいただくための人脈づくりに変わっていきました。彼の気持ちがこのように変わったため、人が自然と彼の周りに集まり、彼の人脈はさらに広がっていきました。

このように人脈を広げたいという方にも、感謝の呼吸法をおすすめします。

私たちが、ぜひともおつきあいしたいと思うような方々との人脈を広げるためには、今までどおりの常識的なおつきあいではむずかしいのではないでしょうか。たとえ名刺交換をして知り合いになれても、一緒に仕事をするなどの機会がない限り、縁というものはすぐに切れてしまいます。また、せっかく一緒に仕事ができても、一、二回でその方と離れてしまうこともあるでしょう。

本当にその方と深くつながりたいと思うのであれば、会う前に感謝の呼吸法を行うことをおすすめします。

電話で話をする前にも感謝の呼吸法を行って、相手の方に太陽のエネルギーと感謝の言葉を送っていただければ、思っていた以上のよいお返事が来るにちがいありません。その理由は、相手の方に感謝の呼吸法を行い、こちら側から送った愛や感謝のエネルギーが相手に伝わっていると、先方がこちらに対して好意的になってくださるからなのです。

親子、家族関係の円満が、すべてにプラスに作用する

仕事中心の生活をしていると、どうしても仕事上の人間関係にばかり目がいってしまいますが、仕事で十分な力を発揮するためには、家庭がやすらぎの場であり。エネルギーを補充する場となることも大切な要素ではないでしょうか。

現代社会においては、夫婦関係、親子関係、嫁姑関係と、大なり小なり問題を抱えている家庭が意外に多くあり、家庭内の人間関係のトラブルから事件にまで発展してしまうケースがニュースでもよくとり上げられています。

私たちは、家庭内で人間関係のトラブルを抱えていると、そのトラブルにエネルギーを奪われてしまい、仕事に没頭することができなくなってしまいます。私のセミナーに参加された方の中には、仕事がうまくいくようになると、歩調を合わせるように夫婦間のこじれも解決してしまったとか、夫婦間の問題が解決したと同時に、勤め先の悩みも解消したという例や、親子間の問題が解決した結果、登校拒否が治ったり、体調がよくなったりした例が少なくありません。

そこで欠かすことのできないのが、いまお伝えしている感謝の呼吸法です。

私も毎日感謝の呼吸法は必ず行っています。その対象は、両親や日々お世話になっている方々です。

心の勉強を始めた当初の頃の私は、自分が両親に対して「○○してくれるのは当たり前」と思い、感謝の念を失っていたことに気づいたのです。

よく考えてみれば、相手が親であれ誰であれ、「して頂いて当たり前」のことなど一つもないはずです。私が生まれてから今日まで、両親が私にしてくださった一つひとつのことを思い出してみました。零歳から五歳。五歳から十歳と五年区切りにして年代順に、今日までの両親に対する自分を調べていったのです。

そこで気がついたことは、自分がどれほど両親の大きな愛情に包まれていたかということでした。

また、両親から、金銭面でお世話になったことも調べてみました。それは、両親を他人と考えて、生まれてから今日まで両親が私にかけてくださった費用を計算して、衣・食・住の料金や教育費、そして子どものころの養育費として、両親の日当を一日二万円くらいとして計算していくのです。

すると、今日の私を育てていただくためにおおよそ二億円もの費用をかけていただいたことに気づき、驚いてしまいました。

現在まで、この二億円に対する請求書が来ていないということは、両親が無償でこれだけの費用を私にプレゼントしてくださっているということなのです。これは愛以外のなにものでもないことを実感として感じることができ、それが分かったとき、私の中にあった両親への不満はどこかに消えてしまいました。

もし不満を持つのなら、これまで両親からしていただいたことを全部お返ししてからにするべきであると思いました。

なぜなら、私がそれだけのことを返せたとき、はじめて対等な立場に立って不満を言える資格が得られるのではないかと思ったからです。そしてこれほどの愛情をかけていただきながら、不満を持っていた自分を本当に恥ずかしく思いました。

自分が生きているうちに両親に対して、今まで受けただけの愛情を返していけるだろうかと考えたときに、とても返せそうもない自分が見えてきました。しかし、今後、できるだけのことをお返ししていきたいという思いは強く出てきました。その第一歩として、まず言葉で感謝の気持ちを伝え、食事や旅行にも誘いました。そのように、できることでお返しをしていきました。すると、以前は両親との間に溝があったのですが、両親の態度が変わり、私の仕事や個人的なことにも協力的になり、いろいろと応援をしていただけるようになったのです。

照れくさいとか、恥ずかしいという気持ちから、父親や母親とあまり話をしない人も多くいるようですが、親子関係をよくしたいと思ったら、勇気を出して感謝の気持ちを表現することをおすすめします。こんなに喜んでくださるのかと驚かれる方がたくさんいます。

行動を起こせなかったら、父親の姿を心の中でイメージして、感謝の呼吸法を行うとよいでしょう。「お父さん、ありがとう」と心の中で語りかけているうちに、自然と行動が起こせるようになると思います。私たちが家族一人ひとりに感謝のエネルギーを朝日のイメージとともに送っていくと、言葉には出さなくても、相手にその心が伝わるようになります。

その結果、やすらぎとエネルギー補充の場である家庭に光が満ちていき、家族との関係はもちろんのこと、仕事にも何らかの形で効果が出てくることでしょう。

また多くの人は「親は選べない」といいますが、実は私たちは親を選んでこの世に生まれてきたのです。親との関係には誰よりも深い縁があり、そこから多くのことを学ぶこととができるのです。

実際、この世を私たちが成長していくための場として考えれば、どのような出来事も意味があり、無駄なことはないように思われます。人と人との間でもまれ、心の葛藤や悩みに直面し、普通なら逃げ出したい、楽をしたいと思うようなことでも、それに正面から立ち向かって一つずつ問題を解決していくことによって、心の広い幅のある人間に成長していくのではないでしょうか。

家庭を憩いの場にするには、そのことに一番最初に気づいた人が勇気をもって、家族の一人ひとりに愛情をかけていくことが大切だと思います。

実践！ 感謝の呼吸法

感謝の呼吸法は、ありがたいことを「ありがたい」と感じられる心を養う呼吸法でもあります。

和解の呼吸法では、イメージの中で和解したいと思う相手にお詫びの言葉をのべましたが、感謝の呼吸法では「心からの感謝の言葉」をイメージの中で伝えます。

①背筋を伸ばし、目は軽く閉じ、両手は丹田にあてます。そして、目の前にイスをイメージして、心からお礼を言いたい方、お世話になった方に座っていただきます。その方をしっかり心に思い描いてください。次に自分と相手の方が朝日につつまれているところをイメージします。

②そして上体を十五度位前方にたおし、そのあとに鼻から息を吐きます。次に両ひざを合わせ、ヒップを一瞬締めます。すぐにヒップを緩めます。息は自然に入るにまかせます。そして上体をスーッと起こします。

③次に目の前にいる相手の方に「ありがとうございます」「お世話になりました」など、心の中でお礼を言います。

④息を吐きたくなったら、上体を十五度位前方にたおし、その後に、息を吐きます。

この後は、おなじことをくり返します。

感謝の呼吸法は、私たちの心の中にある「真我の英知」を引き出すには、欠かすことのできない呼吸法です。

最近の脳波研究では、「ありがたい」とか「うれしい」といった感謝の気持ちは、瞑想中と同じように、脳波をα波の状態にすることが分かってきています。脳波がα波になったとき、私たちは真我からのメッセージを受けとりやすくなるのです。α波が出るような感謝の気持ちというのは、口先だけで「ありがとう」と言うのとは違い、心の底からこみ上げてくるような感動をともなう「ありがたさ」のことです。

そして本当に感謝の気持ちがあるときには、感謝すると同時に、相手の方に対する「報恩の気持ち」が必ず湧いてくるものです。

「ありがとう」という言葉の語源は、「ありがたい」です。「ありがたい」とは、実際にはあり得ないことという意味です。日常のなにげないこと、当たり前だと思っていたことが、実は当然ではなく、「ありがたい」ことなのだと、心から思えるようになったときに、はじめて私たちは「真の幸せ」を感じることができるのです。

5章

真の願いはすべて実現できる

*原久子のメンタルヘルスケア・メッセージ

憧れの人、理想の恋人に出会いたい人へ

理想の人や憧れの人と出会うには、どうしたらそういう人に出会えるか、憧れの人に好かれるのかを考えてみれば、自然と答は出てきます。

その答は私たちの心を浄化し、潜在意識のもつ無限の可能性に手助けしてもらいながら、私たち自身がその相手の方に見合うような理想の人物になるよう、努力していくことです。

みなさんの身近には必ず、一人や二人は目標になる人物がいるはずです。それは、理想の上司であったり、仕事のできる同僚、いつも仲間から慕われて楽しく過ごしている理想の友達、理想の父親であったりと、あなたにとって理想的と思われるような人は探せばいると思います。

実際に、「理想の上司に恵まれたから、自分も自分の理想とする上司になれた」という方はよくいます。それらの人々をお手本にして、仕事でもプライベートでも、その人に近づけるような行動をとっていくことで、理想の人に似ていきます。

実は理想の人というのは、私たちの心の中にある真我（本当の自分）が自分自身に求め

ている姿なのです。そのために、その人に憧れたり惹かれたりしているのです。ですから理想の人や憧れの人と出会うには、その理想的な人に気に入っていただけるような自分になることで、相手のほうから関心を持っていただけるようになるのです。

次に、恋愛の悩みは、誰もが一度は直面する問題です。片思いでひとり悩んでいたり、三角関係の問題で悩んだりと人によってさまざまな悩みを抱えているものです。とくに異性と一緒だとうまく話ができない、自分を思うように見せられないという人は意外に多いものです。

それはなぜでしょうか。一つには恐怖心です。異性にいいところを見せたい、失敗するところを見られたくない、完璧な自分でいたいなどという臆病な気持ちから、コミュニケーションもうまくいかなくなってしまうのです。

とくに、相手のことを好きであればあるほど、そうした思いが強くなり、無理につくろったり、対応もぎこちなくなってしまうのです。

そうした方は、恐怖心や緊張をとりのぞくために、その方と会う前に、その方に対して太陽呼吸法と感謝の呼吸法を十分に行ってから会われることをおすすめします。すると、心がやすらぎで満たされていくために自然体でふるまえるようになり、「嫌われたくない」

「失敗したくない」というようなマイナス的な思いが出にくくなっていくのです。

また、先に述べたように、理想とする恋人に見合うような自分になるためには、理想的な自分像をしっかりイメージして、日々の生活をしていくことが大切です。

相手から好意を持たれることをただ待っているだけでは、状況は何も変わりません。私たち自身を磨いて、相手にふさわしい自分になれたとき、相手もこちらに好意を持ってくれることでしょう。

「どうしても変わってほしい相手」がいる人へ

嫌いな人や苦手な人、心に引っかかりのある人を避けてばかりいれば、人脈はだんだんと狭くなってしまいます。

たとえば会社の社長なら、自分の思うようにならない社員には辞めてもらうことも可能でしょう。しかし、社員の立場では、そうした環境に耐えられない場合、自分がそこから立ち去る以外に方法はないと、多くの人は考えるかもしれません。

ですが、逃げてばかりいてはものごとは好転しないのです。

前にもお話ししたように、嫌いな人や苦手な人は、私たちに多くのことを教えてくれる人なのです。ですから、その人たちへの抵抗がなくなったときに、私たち自身が大きく成長し、人間関係も豊かになっていくのです。

嫌いな人や苦手な人がいるときは、その人が今、自分の心のマイナス的なものを見せてくれていることを知って、自分の心の思い方の癖を自覚するチャンスとしてとらえていくことです。そうしたときにはじめて、自分を変えていく意欲も湧いてくるのです。

そして、和解の呼吸法を行い、相手の方が鏡の役目をして、私たちの欠点を教えていただいたことへの感謝をしていくことです。すると、多くの場合、相手の考えや態度が変わっていきます。相手にも自由意志があるので、自分は変わっても相手が変わらない場合もあります。たとえ相手が変わらなくても、あなたの相手に対する見方がそれまでとは変わるために、相手の嫌な部分が気にならなくなり、私たちの悩みは解消するのです。

また、相手が変わらなかった場合はその方との学びが終わるので、相手の方との接点がなくなることも多くあります。職場の人間関係の問題なら、相手が急に異動になるとか、転勤してしまう、会社を辞めてしまうといったことが起こるのです。あたかも、自分が成長するための機会を与えてくださるために、その相手が自分の前にいてくれたかのようにです。そのような相手の方には、自分を見つめ直すきっかけを与えてくれたことに対し、感謝の気持ちを忘れないようにしたいものです。

ここで一つ例をあげます。

私のセミナーに参加された六十代の女性の例ですが、その方のご主人は、まるっきり精神世界を信じない方で、そうしたことが大嫌いな方でした。そのため、彼女はご主人には内緒で私のセミナーに通っていました。

あるとき彼女は、セミナーを通じてご主人に対する感謝の思いを抱くようになりました。それまでは心の問題について話し合うこともできず、ご主人に対して不満を持っていたのですが、彼女がご主人に対して感謝の気持ちを感じはじめたあるとき、家に帰ると信じられないことが起こっていたのです。

ご主人は昔気質《むかしかたぎ》の人で、家では縦のものを横にもしないタイプの方でした。それが、彼女がセミナーから帰って来くると、なんと障子はりをしていたそうです。今まで一度も障子はりをしたことのないご主人が突然障子はりをしていたことに、彼女はいったい何が起こったのかとびっくりしてしまいました。ご主人に事情を聞いてみると、障子はりの材料が目に入ったので、ふと思いついてやってみたのだそうです。

これは彼女のご主人に対する思いが不満から感謝の気持ちに変わったことで、それがご主人に通じた結果、奥さんの役に立ちたいという思いがご主人の中にも出てきたのです。今では彼女は、ご主人の理解も得られて、堂々と私のセミナーに来られるようになりました。

周りの人を無理に変えようとしても、相手は拒否反応を起こしてしまいます。私たちは自分を変えたとき、相手の人にもその心が伝わっていくものです。「自分は今のままでいい」と思っている人はほとんどいません。たいていの人は「変わりたい」「なんとかしたい」という気持ちをどこかに持っているものです。そのために、周りの人の中で以前と性格や態度がプラスに変わって幸せになった人を見ると、「何かいいことでもあったのかしら」と関心や好感を持つようになります。

家族とうまくいかなくて悩んでいる人へ

親や兄弟姉妹との関係がうまくいっていない場合には、自分を見つめ直す内観瞑想や止観瞑想を行って根本的な原因を探り、わだかまりをとりのぞく必要があります。長い年月をともに過ごしてきただけに、溝や確執も大きいのです。

一番大切なことは、相手に変わってもらおうとするのでなく、気づいたほうが自分を変えていくことです。

夫婦間でも同じです。たいていのご夫婦は「相手が間違っている」と考え、悩んでいるようです。相手に問題があると思っている間は悩み続けることになります。なぜなら、自分の意志で相手の心を変えることは不可能だからです。しかし、自分を変えることはいつでもできます。

夫婦間の問題で悩んでいる方は、人間関係で悩んでいる多くの人が相手に求めている「思いやりのあるやさしい人」に自分が変われば、相手に対する不満は消えてしまい、問題はすぐに解決してしまいます。

ご主人に対して不満を持っていたある奥さんの言い分は「うちの主人は思いやりがなくて、やさしさのかけらもない」というものでしたが、私が「ではあなたは思いやりがあって、本当に周りの人を許してきましたか」と聞くと、「あまり思いやりがなくて自分勝手な行動をとってきた」という答が返ってきたのです。彼女はそのとき、ご主人のことを許せず、始終批判していたことに気づきました。

そして「私は主人に一生懸命尽くしてきたつもりでしたが、常に主人を批判しながら主人のお世話をしていたので、主人のほうもおもしろくなくて私に辛く当たったのですね」と言って、自分が変われば相手も変わるということを理解されました。

「毎日毎日家事をして立派に世話してきた」からそれでよいのではなく。「ご主人を喜ばせてあげよう」とか「幸せになってほしい」という気持ちを持って接してきたかどうかが大切なのです。そのような感謝の気持ちがあれば、それは必ず相手に伝わり、相手との関係は調和されていくでしょう。

仕事のストレスで悩んでいる人へ

仕事の責任も生きがいと関連しています。

今の仕事がつまらない、何のためにやってるのかが分からないが、仕方がないからやっている、早く退社時間にならないかとそわそわしている。月曜の朝がゆううつで金曜になるとやっと重圧がとれるという悩みを持った人は、私のセミナーにもたくさん参加されます。

私も以前、同じ悩みを抱えていた時期がありました。そのころはピアノの弾き語りの仕事で、女性の職業のうちではかなりいい収入も得ていました。周りからは、「きれいなレストランで一日に三十分間のステージを四回弾くだけで高額なお金がもらえてうらやましい」と言われていました。

けれども私は少しも楽しくなく、いつも何か空しいものを感じていました。当時の私は二十代で、心の勉強はしていましたが、心の浄化方法がわからなかったので、心が曇ったままでした。

私の母はピアニストに憧れていたため、娘の私にその夢を託して、私も音楽の道に足を踏み入れたのです。しかし、私はいずれはピアニストを辞めて、鍼灸の道や精神世界の道へ進みたいと考えていました。母からすれば、それは信じられない考えだったことでしょう。でも私は一生をピアニストという職業で終わりたくないと考えていました。この仕事は一見華やかに見えますが、私の本当の仕事ではなかったようで、心の底では満たされるものがなかったからです。しだいにピアノを弾くことが苦痛になり、長いこと思い悩んでいました。

そんなとき、私の中学時代の恩師にこんなことを言われました……「仕事に空しいとか、苦痛とかを感じているあなたは本当の意味で働いていないね。『働く』という言葉の本当の意味は、傍《はた》が楽になるということですよ」と教えていただき、目からウロコが落ちるような気持ちでした。つまり、私たちが本当の意味で働いているのかどうかは、自分が働くことで、周りの人々（関係者）をどれだけ楽にしているかどうかで決まるということなのです。

そこで「そうだ、私は自分のことしか考えていなかった。ましてやお店の経営者のこと、ウェイトレスさん、コックさん、レジの方たちに対する配慮がなかった」ということにハッと気がつきました。そして「明日から自分が働くことで周りの人がどれだけ楽になり、楽しくなるかということに焦点をあてて働いてみよう」と決心しました。

当時は、ひたすら鍼の免許をとるために学校の月謝を稼ぐという目的のために働いており、自分の人生の目的がよく見えていなかった状態でした。私たちの人生の目的ややりがいは、今与えられた環境の中で、自分のできることを精一杯行っている中で見つかっていくものですから、逃げていればどこに行っても見つからないのです。

私がそのレストランに採用されたのは、当時はお客さんが少なく、お店の経営者も店を閉めようかと迷っていたときでした。そんなときに、ピアノの生演奏を入れればお客さんが増えるのではないかとの思いから、私に声がかかり、その店で演奏をすることになったのです。しかし私は、経営者が当初私を採用していただいたときの話をすっかり忘れて、自分の演奏のことしか頭にありませんでした。

私が本当の意味で働いてみようと思ったときに、まずレストランをいかに繁盛させるかを考えました。

集客の手段として、小学校から大学までの名簿をひっくり返し、お店に来ていただけそうな友人一人ひとりに手紙を書きました。当時はパソコンなどない時代でしたので、全部手書きでひとこと言葉を添えて手紙を出したのです。

すると昔のクラスメートたちが大勢来てくれだしたのです。気がつくと毎日がクラス会のような雰囲気になっていました。それからはしだいに人が増えはじめ、三か月後には店内が超満員になるほどの盛況ぶりでした。

私は演奏が終わったあとの休憩時間も返上し、厨房や接客などの手伝いも積極的に行いました。周りの人をどれだけ楽にできるか、それだけを考えながら働いていきました。それまでは、仕事の終わる時間ばかり気にしていたのに「えっ、もう終わりなの？」というほど時間はあっという間に過ぎ、仕事も楽しく、疲れを感じなくなりました。

私の突然の変化に経営者は「恋人でもできたの？　楽しそうだね」などと言っていました。そして周りの働いている方々の喜びが私のほうにも伝わり、私の心は満たされていきました。その後、店は大繁盛し、三年目にはその経営者は青山と六本木に店を出すまでに発展していきました。

このとき気づいたことが、仕事を楽しくするのも、つまらなくするのも本人の気持ち次第なのだということです。

その後は鍼灸の免許も取得し、長い間の夢であった瞑想呼吸法教室を開くことができました。

よく、自分のことはさておき、「職場がよくない」という方がいますが、そういう方にかぎって感謝の心がなく、その職場をよくしようという努力をしていないものです。自分が変わらなければどこへ転職しても同じだと私は考えます。そんなに甘い職場などありませんし、自分がそこで精一杯相手が喜ぶようなことをしたときに、本当の意味で周りの人々があなたに理解を示してくれるのです。

「仕事の責任が重荷になってストレスを抱えてしまう」という方は、仕事を「重荷」や「重責」と考える前に、仕事の責任が重くなるということは、自分の能力を買っていただいていると理解して、感謝することをすすめます。

経営者や上司は、能力のない人に責任のある仕事を任せてしまえば最終的に困るのは自分ですから、慎重に考えて選んでいるはずです。

まずは、「信頼してくれてありがたい」と受けとることではないでしょうか。そして、自分のできることで精一杯に頑張ろうという気持ちで取り組んでいったとき、潜在意識はその人を応援しますので、道が開かれていくのです。

責任ある仕事を与えていただいていることに対しての感謝する心があるときは、責任はあっても、「重責」にはならないはずです。嫌なことから逃げてばかりいても、それはいつまでたっても追いかけてくるものです。

私も自分のことをふり返ってみると、昔は何の能力もなく、自信のまったくない人でした。講演の依頼があっても昔は「そんなことできない」と尻ごみしそうになったり、自分で逃げ道をつくったりしていました。

しかし、「私たちに与えられたり、遭遇する問題はその人に越えられるものしか来ない」という法則を知ってからは、なんでも前向きに取り組めるようになりました。人生の中で大半の時間は、仕事にかける時間です。ですから、嫌だとか、つまらないと思って無駄に人生を過ごしていては、よい人生は望めません。どう生きがいを見つけていくか、目の前にある仕事をどう楽しめるかの答を見つけてこそ、自信も湧いてきて、人生がよい方向に向かっていくのではないでしょうか。

「自分の意見や気持ちをうまく伝えられない」と思っている人へ

「自分の意見を正確に伝えられない」という人がいます。これは伝えたいことが自分の心の中で整理されていない証拠です。自分の意見を正確に伝えるためには、まず、何を伝えたいのかを自分の中で明確にすることです。

そのためにまず、伝えたいことのポイントを紙に書いて整理してみましょう。紙に書くことによって思っていることが整理されるからです。

次に、太陽呼吸法をして心と体をリラックスさせ、心がやすらいだ状態になってからリハーサルを行います。まず目を閉じて、意見を言うべき相手の方にイメージの中で目の前に来ていただき、そして自分の意見をはっきりと相手に伝えている自分を想像していきます。

とくに人間関係では、言葉のコミュニケーションは私たちの思いを相手に伝える手段として大切です。確かに、人間関係は「はじめに心ありき」ですが、気持ちをうまく言葉として表現できないと、いろいろな誤解を招きやすいことも事実です。

相手に正確に言葉を伝えるためには、伝えたい内容を紙に書くときに、相手の立場に立って伝える言葉を選ぶことが必要です。これを伝えることによって相手がどう受け止めるか、相手が気分を害さないかを検討します。

ただ伝えればいいというものではありません。職場でなら、部下が気持ちよく実行しようという意欲につながるものでなければいけませんし、また上司に失礼のない言い方をしなければいけません。そのあたりをもう一度、第三者の立場で、自分が書いたものをよく見てみます。

ここのところを忘れて、いきなり言葉をぶつけると、自分ではそんなつもりではなくても、人を傷つけることにもなりかねません。

とくに仕事上の人間関係は、友達関係とは違い、一度言葉に出すとそれが決定的なものになってしまいます。「その一言」で運命が変わってしまうこともあるのです。一方、職場では、言いたいことが言えずにストレスを溜めこんでしまうことがよくあります。

上司に対しては、「この人の心証を害したら出世に響く」とか「仕事をまわしてもらえなくなるのでは」といったことで、自分をおさえてしまいがちです。

また上司が部下に注意する場合でも、部下がカチンと来るような言い方や疑問を持つような言い方をすると、部下から向けられる目は「この人について行くのは嫌だ」ということになります。

大事なことは、相手の気持ちをよく考えて言葉を慎重に選び、伝えることではないでしょうか。

私の場合も、いろいろな人の悩みを聞く立場にあるからこそ、言葉には十分気をつけています。大事なことを伝える前には紙にメモをしますし、書かない場合でも心の中でリハーサルをします。そして相手が抱く印象について考えるのです。

くり返しますが、もっとも大切なことは言葉以前の問題です。多少言葉が足りなくても善意があれば、気持ちは必ず伝わります。そのためにも、自分の心を瞑想呼吸法をして常にやすらぎや感謝の心で満たしておくことが大切なのです。

内気で自信がない人へ

人の性格を考える上で、外向性の人と内向性の人がいますが、どちらにも長所と短所があります。内気な性格を直したいという場合、自信がないために内気になっている場合が多いようです。

内向的で自信が持てない方は、あまり人と接点を持ちたくないが、今のままではよくないし、何とかしなければという思いから自分を変えたいと思うわけです。

では、なぜ自信が持てないのでしょうか。

私も昔は全然自信がない人でしたので、よく分かるのですが、自信がないときは、まず自分が好きではありません。そういう自分から逃げたがっているのです。

そして成功体験をもっていないということの二つが大きな問題です。

これを克服するにはどうしたらよいのでしょうか。まずは自分を好きになることです。そこから自信が出てきます。自分が嫌いだったら、絶対に自信などでてこないでしょう。

自分が嫌いなときは、こんな自分を他人が好きになるはずないと分かっているので、他人と接したときに自信がなくなるのです。ですから、まずは、自分を好きになることが大切なのです。

　では、なぜ自分を好きになれないのかというと、表面意識でとらえている小さな自分だけを見ているからです。本来の私たちは、宇宙意識とつながったすばらしい存在であり、無限の可能性を秘めた存在なのです。

　それを忘れて、生まれてから今日まで失敗体験ばかりの自分を見ていれば、当然自信がなくなります。失敗した自分しか思い浮かばないので、自信があるわけがありません。私も昔はそうでした。ところが心の曇りを落としていくうちに、心の中からやすらぎや勇気が湧くと同時に、プラス的なインスピレーションをよく受けとれるようになりました。そして、心の浄化に比例して次から次へと、成功体験が起こりはじめていったのです。その結果、自信も生まれてきました。そして前向きな心で行動している自分が好きになっていったのです。

　私たちの人生は、私たちが思ったとおりの結果を受けとっているのです。今の自分の姿は、それまでの自分が選択してきた結果でもあるのです。

　もし今の自分が嫌であれば選択しなおせばよいわけです。しかしこの法則を知らないと、ずっと今までの状態が続くと思ってしまい、それで先行きが不安になり、自信が湧いてこないのです。

心の曇りを落として瞑想呼吸法を続けていくと、自分の中にあるよいものが見えはじめてきて、自分に好感を持てるようになり、そして感謝の気持ちも湧いてきます。

「ありがたい。こんなに自分を愛してくれている人がいる。支えてくれている人がいる」ということが見えてきます。

ところが、自信のない人というのは、心にやすらぎがなく、どういう人になりたいかも分からない、理想とする人になれるとも信じられず、そういう自分を嫌っています。

真我が求める広い心を持った、愛にあふれる人になろうと思えばなれることを知って、その理想に向かって努力しているときに、自信が生まれるのです。

今日や明日には変われなくても、誰でも自分がなりたい人にいつでもなれるのです。それはその方の決意とその思いの持続によって可能となります。

世の中には、何か失敗すると言い訳が先に立つ人がいますが、このような人も自信のない人に多いですね。自信がないから、ああでもない、こうでもないと言い訳して自分を正当化し、自分を守ろうとしているのです。

できない理由をいろいろ並べる方は、自分に正直でなく、自分と向かい合えない状態なのです。現実の自分を見るのが怖いと思っている人たちです。他人がどう思うかが気になるので、言い訳を並べて自分を守っているのです。

口ベタ、上がり症の人へ

私も高校生のころは非常に恥ずかしがり屋で、たとえば、友達のお誕生会に出席しても、「ごめんなさい。みんなの前だと話がうまくできないから、後ろを向いて話をさせて」といった感じでした。友達の結婚式でスピーチを頼まれたときも、足がガタガタと震えてしまい、頭の中は真っ白になり大変な状態でした。

このように緊張で上がってしまうというのは、周りの人が自分のことをどう見ているか、人が自分のことをどう受けとるかといった恐怖心から生まれるのです。人からどう思われるかが心配で心配で仕方なく、失敗する自分が現実となってしまうのです。口ベタの人も同様に、人からどう見られるかといった緊張と恐怖から、うまく話ができなくなるのです。

いずれにしても、このような緊張や恐怖を持っているかぎり、幸せは訪れません。なぜなら、人の評価で自分の幸、不幸が決まるような生き方となるからです。それではいつも他人の目を気にして生きていかなければならず、やすらぎを得ることができないでしょう。

私たちは、宇宙意識と直結している真我の心（愛・やすらぎ・感謝の心）で生活しているときに、人の評価が気にならなくなり、自信が生まれ、上がることもなくなります。

そして、自分がどういう人になりたいのか、どう生きたいのかというビジョンをしっかり持っていれば、恐怖心は克服できるでしょう。

私の場合も、はじめて講演を依頼されたときには原稿を丸暗記していきました。そして家でリハーサルを十分にした上で会場に出向きました。講演ではできるだけ原稿を見ないようにして話をしたのですが、しばらくすると緊張で上がってしまい、頭が真っ白になってしまいました。それで仕方なく途中から、原稿を読ませていただくことでなんとか乗り切りました。

そのときの反省から、丸暗記するのではなく、自分の真我を信じて、真我から伝わってくるインスピレーションを頼りに講演をさせていただこうと決めたのです。そしてその後、講演の前には瞑想呼吸で心を整え、そのあとに講演の演題を真我に導かれて話している自分をイメージするようにしました。

するると、講演時にそのときに参加してくださっているお客様が求めているような内容の話をさせていただけるようになっていったのです。

本来、口べタや上がり症といった症状はありません。口べタや上がり症を解消するには、自分の内側に存在する真我を信じて、真我の求めるような理想的な自分を目指していくことではないでしょうか。

すぐにカッとなってしまう短気な人へ

短気の人は、自分の思うようにならないとき、相手が自分を誹謗中傷したり、自分を認めないとき、否定されたときに、自分を守らなければという意識が働き、相手を攻撃することになるようです。自分が一日置かれて、みんなからほめられているときには、短気は起こりません。

短気な人は、わがままな人に多く、自分の思ったようにならなかったり、他人が自分を認めてくれないことに我慢できず、イライラして相手を攻撃してしまうのです。また、自分が否定されたり拒絶されたと思うと、ものすごい怒りの思いにかられてしまいます。なぜなら、短気の人も自分に自信がないために、人の評価が気になり、相手が自分によくしてくれているときは問題ないのですが、自分を認めてもらえないと自分を抑えることができなくなってしまうのです。

世の中には思いどおりにいかないことがたくさんあります。人の性格もみんな違うのですから、すれ違ったり、意見がぶつかることは避けられないことともいえます。そのたびにカッカカッカしていたら、本人も辛いし、周りの人もたまったものではないでしょう。また、呼吸が浅いのも短気でせっかちな人の特徴です。呼吸が浅ければ心にやすらぎが生まれず、常に心配と不安の中で生きていくことになってしまうでしょう。

そういう方は、まず呼吸を整えることからはじめることをおすすめします。いつも深い呼吸を心がけることで脳波は安定し、やすらぎの心が生まれていきます。人は、深い呼吸をしながら怒ることはできないものです。

短気を直したい方は、呼吸を深くし、次に心に引っかかっている問題を一つひとつクリアしていくことが必要でしょう。短気な人には、相手を許すことができない人が多いようです。相手を許すことができる、おおらかな気持ちの自分に生まれ変わったときにはじめて、心はやすらぎ、短気を起こす必要がなくなっていくのです。

そのためには、和解の呼吸法と感謝の呼吸法で、不仲の人と心の中で調和していくことによって、短気とは無縁の人に変わっていけるでしょう。

最高の友達を得たい人へ

なんでも話し合える親しい友達がほしいと望む方はけっこう多いものです。かけがえのない友人を得るためには、自分が相手の望むような友人となることが大切でしょう。友人が少なかったり、いない方は、自分が相手に求めるばかりで、相手に喜んでいただけるようなことをしていないようです。「やさしくしてほしい」「愛してほしい」などと言われても、相手に求めるばかりの依存心の強い人とは誰も友達になりたくないでしょう。

相手に喜んでもらえるようなことをしたいとか、手助けをしたいというような気持ちを持っている人は友達が多いものです。逆に、自分は何もしないで「友達がほしい」と思っても、誰も寄って来てくれないのではないでしょうか。「私を認めて、なんで私を認めてくれないの」と心の中で何回叫んでみても、誰も集まっては来てくれません。だいたいこのようなタイプの方は、相手に喜びを与えたり、勇気を与えたくて友達を求めるのでなく、幸せをもたらしてくれる相手を求めているようです。

相手の気持ちを考えて、相手のためになることをしたい、相手が喜ぶことに自分の喜びを感じたい、そんな気持ちでいれば、周りの人はあなたを放ってはおかないでしょう。そしてあなたと友達になりたいと相手から求められることと思います。

私たちは心から発している思いのエネルギーを常に周囲に発しており、自分と同じエネルギー波動を持った人を自分の周りに引きつけてしまうのです。ですから、よき友人を持ちたければ、私たち自身がよき人になることしか方法がないといえます。これは人間関係における共通した法則でもあるのです。

生きがいが見つけられない人へ

生きがいを見つけたくて、私のところへ来る方はたくさんいます。人生がつまらないという方は、自分の人生の目的が明確でない方に多いようです。この人生で自分がなすべきことはいったい何なのか、どうしたら幸せになれるのかが分かっていない方に多く見うけられます。

先日、テレビでの街頭インタビューでレポーターが「あなたの幸せとは何ですか」と質問していました。すると、多くの方が意外と答えられないことに驚きました。

これは日頃から自分の人生について積極的に考えていないということからきていると思いました。

その中で答えている人もいましたが、その場合は「○○がほしい」といったほしい物が手に入れば幸せというケースがとても多いのです。これでは絶対に幸せになれないし、その場その場の行き当りばったりの人生になってしまうのではないでしょうか。

なぜなら、欲望にはきりがないので、一つの物が手に入れば一時の満足感はあっても長くは続かず、すぐ次の物がほしくなり、どこまでいっても満たされることがないからです。

「いい会社に入ること」という答えもありましたが、よい職場に入れれば誰もが幸せになれるかというと、そういうことはまずないでしょう。たとえば、五十人くらいの社員がいる憧れの職場に入ったからといって、五十人の人の中には幸せを感じている人もいるでしょうが、不満があったり、その職場での人間関係で悩んでいる方もたくさんいるのではないでしょうか。

このような答えをする方々は、幸せというものを外に求めており、本当の幸せを知らないのだと思います。よくホームドラマにあるように、素敵な家に住んでやさしい配偶者に恵まれ、かわいい子どもと仲よく暮らすというように、何か外側の条件が満たされたら幸せになると錯覚しているわけです。立派な職業についても、人生を自殺という形で締めくくってしまう人もけっこういます。

幸せというのは本来、自分の心がどれだけ愛を感じとれるのか、また幸せを感じとれるのかという能力なのです。「あなたの幸せとは何ですか」とあなたの周りの友達に聞いてみてください。「私がどんなことにも感謝ができて、思いやりのあるやさしい人になれること」「人の喜びを自分の喜びのように感じることのできる人になること」と、このようなことを答える方は意外と少ないのではないでしょうか。そんなことをいえばバカにされてしまうかもしれません。しかし、幸せの本質とはそういうことなのです。

幸せを「何かを得られれば」とか「あの人がこうしてくれたら」というように外側に求めているかぎり、私たちの幸せが相手やそのときの状況によって始終変わってしまうため、不安がつきまとい、幸せとは対極の気持ちに悩まされ続けることになってしまいます。真の幸せは、不安や心配をともなわないやすらぎの中にしかないのです。

それでは変わることのないやすらぎを得るにはどうしたらよいのでしょうか。

真のやすらぎは、私たちの心の中にある真我（本当の自分）から発信されている愛や喜び、感謝などのプラスの思いで、常に私たちの心を満たすことで得られます。そのために私は瞑想呼吸法をみなさまにおすすめしているのです。

この呼吸法をすることによって、私たちの心は愛や喜びの思いで満たされ、やすらぎに包まれていくことでしょう。すると、私たちの心は豊かになっていき、人の喜びを喜びと感じられるようになっていき、それが生きがいとなっていくと思います。

本当の生きがいというのは、人が喜んでくれたり、私たちが人の役に立てたときに感じられるものでもあります。なぜなら、真に人の役に立てる自分になれたときに、誰でも深い感動を味わうことができるからです。私たちの心はそのようにプログラミングされているようです。

ですから私たちは、人と助け合っていくことの中に、生きがいや喜び、幸せ、幸福を見いだすものなのではないでしょうか。

そして、どんなことの中にも幸せを幸せと感じとる能力が高い人ほど幸せになれるのです。実は幸せなのに、世間には自分は不幸だと思っている人がたくさんいます。大変話題になった『五体不満足』という本を私も読みました。それを書いた乙武洋匡さんはすばらしい方だと思います。その本の中で彼は、両手、両足を失っているにもかかわらず、「自分は障害者だと思ったことはない」と書いているのです。

幸せをどこまで幸せと感じとれるかということは、心の中にどれだけ感謝の気持ちを持てるかで決まります。不満は感謝のないところから生まれ、不満に思う心がその人の人生をつまらなくさせていきます。

私たちが周りの人やいろいろなことに感謝ができるようになれば、自分のできることで恩返しをしたいと思うようになっていきますので、生きがいややりがいが生まれてきます。

私がかつてピアノ演奏の仕事をしていたころの話ですが、ある寒い冬の夜に、ムートンのコートを着て自宅に帰るために道を歩いていました。すると、不思議と「こんな刺すように寒い夜に、このようなコートを着られる自分はなんて幸せなんでしょう」との思いが湧き、さらに「このようなコートを着られるのは羊たちのお陰でありがたい」、そして「このコートをつくった方のあたたかい思いに包まれている」などと次から次に幸せの思いが湧いてきて、幸せで涙があふれてきました。

このように見えはじめると、どんなものにも「ありがたさ」が感じられてきました。私は、働く仕事があってお給料をもらい、こうした文明の社会に住んでいて、帰りたいと思ったらパッと電車に乗れる。また、足があって歩くことができて、家に帰れば話をする家族がいる、なんて幸せなんだろうと、感動で涙が流れてきました。

そのように見ていくと宇宙とは、私たちに必要な多くのものを与えてくれているのではないでしょうか。「幸せじゃない」と思いこんでいるのは自分の否定的な心の受け止め方の問題なのです。

そのようなマイナス的な心の持ちようでは、人生も人間関係も決してよくはならないでしょう。

生きがいのある人生を望む方に、私は感謝の呼吸法を毎日続け、心の中を感謝の気持ちで満たし、その心から発するプラスの思いのエネルギー波動によって、豊かな人生を歩んでいただけることを願っています。

6章

人生を変えた奇跡の体験

＊「私の瞑想呼吸法」体験レポート

呼吸法で、家族も私も幸せになれた！

T・Iさん（六十代女性）

夫を病気で亡くした後、家業を次男が継いだのですが、次男は病気になってしまいました。その後は長男が家業を引き継ぎましたが、四人の人に騙され会社は倒産してしまいました。

それからは「騙した人たちをどうやって殺そうか」と毎日思い悩んだ日々が続きました。夜中に隣りで寝ていた母を殺して私も死のうと思ったり、新宿の街中で幸せそうな夫婦を目にしたとき、なぜか無性に腹が立ち、その人を蹴飛ばしてしまい、あとになってそんな自分が情けなくなり、近くのトイレに駆け込んでワーワー泣きじゃくりました。

精神的に相当まいっている上に、自律神経のバランスが崩れ、目の奥を針で刺されるように痛くて、自分自身でコントロールできる状態ではありませんでした。もう藁にもすがる思いで、原先生の真我実現セミナーに参加しました。

私は比較的信じやすいタチですから、先生に言われるままに心の浄化の瞑想と呼吸法を行いました。家族全員の写真を部屋中に貼って、私が幸せだと考えている状況を一生懸命イメージしていました。

するとどうでしょう。五人の子どものうち、トラブルばかり抱えていた一番下の娘がよい方向へどんどん変わっていき、やがて素晴らしい男性と出会い、結婚することができました。そしてもうすぐ母親になります。

また十二指腸潰瘍で入院していた次男も回復し、ひとり暮らしの私のことをとても心配してくれるようになり、今では一緒に暮しています。

そして、これまでどうしても心から許すことのできなかった、私を捨てたと思い込んでいた産みの母親には、これからいっぱいの愛をお返しさせていただく気持ちになりました。

体調もすこぶる回復し、あれほど悩まされていた目の痛みもすっかりとれました。亡くなった主人が「いいセミナーに参加してよかったな」と、ほめてくれている夢を見たこともあります。今までをふり返ってみると、主人の手のひらの上で踊っていただけの私の人生は、その支えがなくなったあとは何も残っていなかったのです。

原先生のセミナーに出会えたことが、私の人生の第二のスタートだと実感しています。この先の老後に向けての明確な目標も定まり、毎日充実した生活を送っています。

恨みつづけた義母と和解できた

S・Sさん（主婦）

結婚して関西から東京に来た私の最大の悩みは、嫁姑の問題でした。

義母は感情の起伏が激しく、自分だけに愛情を注がれることを好む性格で、ちょっとでも気に入らないことがあるとすぐに怒鳴り、私のことを罵倒してきました。

私は自分の意志で外出することも、友人と電話することも許されず、心の中で、義母を恨み続けました。私が離婚したいと言い出すと、世間体があるから死んでやると凄まれたこともしばしばあったのです。

義母が話すことといえば、他人の悪口と自分の体の不調のことばかりで嫌気がさしていたのですが、その反面、義母はとても孤独で、私の夫である自分の息子しか信用しませんでした。

そのような状況の中でセミナーに参加してみました。一番はじめに行った内観瞑想では、講師の方から義母に対するわだかまりで自分の心と体が緊張していることを指摘していただいたので、胸を開きながらリラックスすることを心がけて、瞑想呼吸法にとりくんでいました。

そうすると第一ステップ修了後に、突然義母から「私は今まで生きてきた中で今が一番幸せ。今まで鬼のような姑でさぞかし辛かっただろうね」という言葉をかけていただくことができ、本当にびっくりしました。

次のステップの止観瞑想では、それまで私の人生の記憶から抹消されていた五歳までの出来事を思い出しました。

父から受けた暴力で耳が聞こえなくなり、他人を怖がり自閉症になったことや、多くの人から愛を受けているのにそれに気づかず、子どもらしい素直さもなく、周りを暗くしていたのです。

人前だと萎縮してしまい、コミュニケーションが苦手である今の自分の問題の根本原因を知ることができ、胸がスーッとしました。

また、とてもあたたかい、周りの人々の「存在」を感じることができました。止観瞑想により見たくない現実から目をそらそうとしたとき、その「存在」が、やさしく私を包みこみ、自分の嫌な面をしっかりと見せてくれました。その瞬間、全てが満たされ、私の中から恐怖がなくなり、足りないものは何もなく、すべての存在に対して心から感謝することができました。

第三ステップまで終わったとき、義母の病院の診断結果にびっくりしました。義母の体のすべての異常値が正常値に変わっていたのです。これも太陽の光を浴びた元気な義母の姿をイメージし、瞑想呼吸法を続けた結果だと思っています。義母は血色もよくなり、ますます朗らかになってきました。

今では、義母は私にとって大切なソウルメイトであると思えるようになりました。他人を信用できずに孤独におちいっていた義母の姿は、自分自身の姿であったことに気づきました。そんな私の内面を見ることが嫌で、私は義母を避けてきたのです。義母は、私に恨まれながらも、私にそのことを気づかせるための学びの場を提供し続けてくれたのです。

もし、私が自由に外出したり、自分の思うようにふるまうことができたなら、自分の心を見つめ、心の浄化へと向かうきっかけは生まれなかったでしょう。これからの私は、生涯、呼吸法と瞑想を心の糧とし、お返しのいっぱいできる人生を過したいと思っています。

わずか三日目で最初の奇跡

T・Kさん（五十代男性・環境音楽家）

私が原先生と出会ったのは、お仕事のご縁からでした。当時私は三人の弁護士に依頼するほどの問題を抱え、公私ともに大変苦しい状態でした。

そんなときに原先生から「徹底的に心の浄化をすると楽になりますよ」とアドバイスを受けたのです。

私はすぐに心の浄化を通して理想・希望が実現できるという「真我実現セミナー」に参加しました。

最初の奇蹟はわずか三日目に起こりました。妻との離婚問題が原因で、口を一切きいてくれなかった子どもと電話で話すことができたのです。それからの変化は大変なもので、今ではメールのやりとりを頻繁に行い、とても親密な親子関係になっています。そして、当時抱えていた問題は、すべて最善の形で解決しました。

また、自分に自信がなくて引っこみ思案だった性格が一八〇度変わって積極性のある人間へと変身しました。

それまでは、自分は人前でコンサートなどできないと決めつけていましたが、今では自分でコンサートを行ったり、テレビに出演するなど、仕事の面でも信じられないくらい発展しています。これほどまでに希望が実現してしまうのですから、これから起きることが楽しみでしかたのない毎日です。

悩みの根本原因に気づいた私

M・Yさん（四十代女性）

真我実現セミナーに参加して、私自身が大きく変わりました。

それと言うのも、今までは自分のことを頭では理解しているつもりでいたのですが、本当の意味で自分を理解する、分かっているということは違うのだと気づきました。さまざまな変化があった中で驚いたのは、自分が現在直面している問題の原因が意外なところにあるということでした。

止観瞑想を行った際、母との関係でわだかまりがあることに気づきました。

実は、私の母は私が十七歳のときうつ病になり、それ以来、私は母とまともに口をきいたことがなく、私は母を召使いのように扱っていました。母は病気でしたが、家事は全部やってくれていましたし、私に何一つ手伝わせることをせず、よく尽くしてくれていました。

しかし、私はそんな母の姿を見て馬鹿にし、ひどく嫌っており「自分には母親がいない。なんて不幸なんだろう」と、半ば自分の運命を怨んでいました。

私はやがて母のことなどすっかり忘れて、親元を離れて自由気ままに暮らしはじめました。私には関係ない、自分だけの人生だと思って生きていました。ところが、止観瞑想で私の心の曇りを一つひとつとっていったとき、あることを発見しました。

私の場合、過去におつきあいした人に対してわだかまりが多かったため、そのことから内観瞑想をはじめ、次第に掘り下げていくと、十代のころの私と母の口喧嘩に思いあたりました。

私は母のことを馬鹿にしていたので、何を言っても平気だと思い、あるとき母に対して「バカ」と言ったことがありました。するとそのとき、母は私に「それは親に対して言う言葉なの?」と言い返してきました。私はまさか母が言い返すとは思ってもみなかったので驚き、なぜかショックで泣いてしまいました。この出来事が私の心の中にいつまでも残っていることで、私のカルマは母との関係にあることに気づきました。

また、恋人との関係で、「彼が私に冷たく、何一つ手伝ってくれず、わがままで、私がどんなに尽してもお礼の言葉もなく、当たり前だと思っている」ことに対し、この彼の姿こそが、私が今まで母にとってきた態度そのものであることにも気づきました。そして、私が今までおつきあいしてきた男性のほとんどがこのタイプの人で、なぜかこうした人に縁があるということにも気づいて、とても驚きました。

セミナーに参加することで、それまでは思いもよらなかったところに原因があることにも気づくことができました。

セミナー修了後に家に帰ると驚いたことに（当時私は彼と同棲していたのですが）彼は掃除、洗濯を終えて、夕食までつくって私の帰りを待っていてくれたのです。今まで一度だって手伝ってくれたことさえなかったのに、不思議だとしか言いようがありません。おまけに彼は、原先生の『心の曇りが晴れる本』を読んでいました。私はうれしくて涙があふれてきました。

原先生のセミナーに参加して分かってきたことは、真我が私に望んでいるのは、私が名声を得ることでも、お金持になることでも、地位や名誉を得ることでもなく、私が人間として成長し、本当の意味で学ぶこと、知識だけでなく行動がともなって身についてこそ、人物たり得るということに気づくことだということです。自分を本当に正しく見ることができ、同時に真我という偉大な存在に触れ、その慈悲深い愛に感謝しました。

与えられた環境の中で、本当の意味で人生を生きることが、人間の使命であると理解したのです。今自分がいるところが道場であり、修行の場であること、そこを逃げないで一生懸命生きることによって、魂を成長させることができるということを理解できるようになりました。

私はいつのまにか堕落してしまい、自らの道を失っていたのです。

人間は気づいたときから変われると思います。そして己を反省し、行動を変えていったときに道は必ず開けると、瞑想呼吸法やセミナーを通して発見しました。

求めていた答が見つかった

K・Aさん（五十代男性）

瞑想呼吸法を行いながら、原先生の真我実現セミナーを二度受講した現在、私の心の中には一年前にはなかったものがいくつもあります。

私の心は浄化され、真我が表面に現われて、本当に自分が求めていた答えを教えてくれたのだと実感しております。

私は原アカデミーの渋谷先生が主催されている水中塾に四、五年お世話になっています。水中塾には、原先生のセミナーを受講された方が大勢みえたので、内観や真我という言葉は自然と耳に入ってきていました。

正直な話、私は最初多少なりとも嫌悪感を持っていました。自分に自信がなく誰かにすがりたい人や、悩みから逃げたいと思っている人が行く「駆けこみ寺」だと思っていたのです。

しかし、今ふり返ってみると、きっとそのときから真我は動いていたのでしょう。「具体的には何をやっているセミナーなのだろう？」「原先生って、どういう人なのだろう？」と、動機は不純なのですが、興味が湧いてきました（自分に関しては別に興味はありませんでした）。そして、先生のところに通ってみることにしたのです。ところが実際、セミナー当日になると、どうしようかなと迷いました。自分の悩みや克服したいことも別にないし、自分を変えたいとか、対人関係を修復したいという問題は何もなかったからです。自分には一切問題がなかったのです。

ただ迷いながらも、とにかく先生のセミナーに参加してみようと改めて思い返しました。

すると受講を進めていくうちに、自分には何も問題がないと思っていることが大問題であることに気づいたのです。それと同時にそんな自分が身近な人に迷惑をかけていたことがわかり、自分に合わせるように人を変えようとしていた自分勝手な癖も浮き彫りになりました。

自分に自信がないとか、悩みから逃げたいとかいう以前の問題で、自分が全然見えていないことを知りました。客観的に自分が見えてくると、少しは反省し、謙虚になるものです。セミナーが終わるたびにそのことを痛感しました。

そして家に帰ると、決まって妻が何かしら問題を投げかけてきます。あたかもセミナーで分かったことを私が実行できるか試されるかのようです。

私自身、今までと違ったのは、人間関係で何か問題が生じても、うまくいかない原因を相手の中に探さないように心がけるようにしたことです。そうすると以前のような問題はおのずとなくなりました。まさに自分が変われば周りは変わるということが、よく分かりました。一番身近にいる妻が、私の癖を治すよう態度でメッセージを送ってくれたんだなぁと今では感謝しています。

セミナーでいくつかの呼吸法を教わり、一日百回を目指して毎日呼吸法を続けました。

といっても一日百回を行うことは、けっこう大変です。できれば楽に百回できる方法はないかと考えました。

原先生から「感謝の呼吸法を行うと不思議と相手から電話などの連絡が来る」という話を聞いたので、私の治療室の患者さんで最近疎遠になっている方を二十人くらいピックアップして、それぞれの方をイメージしながら、感謝の呼吸法をしてみました。すると、一日百回も苦にならなくなりました。

さらに驚くべきことに、二週間で、そのうちの十五人の患者さんから電話があったり、人づてに何らかのコンタクトがあったりして、再び来院してくれる人もいました。ちなみに感謝の呼吸法をしていたときに「来てください」とは一切念じていません。ただその方々に感謝の気持ちを伝えていただけです。

このとき、本当に瞑想呼吸法のすごさを思い知りました。そして一生続けようと思いました。瞑想呼吸法を続けるということは、自分の道を導いてくれる確かなものだということをつかんだからです。

人、仕事、お金が自然に集まる人間になれた

Tさん（四十代女性・会社員）

そもそも私が瞑想呼吸法と原先生のセミナーの存在を知ったのは、数年前、当時の女性上司が先生のセミナーに参加していたからで、彼女が自分自身の夢をどんどん実現していく姿を目の当たりにしていたからでした。

彼女は精力的に動き、企画を次々と製品化していきました。社外のネットワークを広げていくことで成長し、その人脈をさらなる仕事へとつなげていく、といった仕事ぶりが社内でも注目され、より重要な仕事を任せられました。そしてそれを見事にやり遂げ、お給料もどんどん上がっていきました。

自信に満ちあふれた彼女の周囲には、人も仕事もお金も自然と集まり、すべてがよい方向へと勢いを増しながら転がっていくようでした。

そんな彼女の活躍を「たまたま運が向いてきただけのこと」「単なる偶然」ととる人もいましたが、一番身近で接している私には、セミナーの前と後とでは「彼女の何かが大きく変わった」としか思えませんでした。

しかし、それが何なのか、その当時の私には分かりませんでした。そして、原先生のセミナーに対して強く惹かれながらも、気持ちのどこかで私は、「お給料をたくさんもらったり、人から認められている上司をうらやましく思い、負けたくないという気持ちからセミナーに行きたいと思ったのではないか。そういう不純な思いでは、たとえ参加したとしてもよい結果にはならないだろう」という思いがあり、受講する決心がつかぬまま月日だけが過ぎていたのです。

ところが、あるとき上司の元へ、原先生から「真我実現セミナー」のパンフレットが送られてきました。彼女は「もしよかったら、このセミナーに参加してみたらどうかしら」と、私にそのパンフレットを手渡してくれたのです。そのとき私は不思議と「準備ができたのだ」という言葉が聞こえたような気がしました。

私は彼女が変化していく姿を通して、「この世には何か大いなるものの力が働いていて、その計らいによって人は生かされている」ということを漠然と感じるようになりました。その大いなるものの力が、今私を導こうとしているのだと感じた私は、迷うことなくセミナーを申し込んだのです。自分の心が真に求めている理想や希望を実現させるためのセミナーで、私自身がどのように変わっていくのか、セミナーの初日を楽しみにしていましたが、申し込みを完了した時点から、すでに私の人生は大きく変わりはじめていたのです。

まず、このセミナーへの参加をすすめてくれた上司が取締役に大抜擢され、その後任として私が役職につくことが決定しました。部下九名を管理するという、考えてもみなかった立場に立たされることになったのです。周囲は心から祝福してくれましたが、常に彼女の指示を仰いでいた私にとって、今回の昇進は不安以外の何物でもありませんでした。

そして、セミナーがはじまるころには、精神的ストレスから体重が四キロも減ってしまったのですが、毎月行われるセミナーの内容は、不思議なことに私のその時々の迷いや不安とピッタリ一致しており、毎回悩みを抱えて会場に行き、受講後は晴れやかな思いで帰路につくというくり返しとなりました。あの約四か月のセミナーがなかったら、私は精神的ストレスから会社を退職していたかもしれない、それが正直な思いです。

ただ、我欲から「セミナーに行きたい」と思っていたときには縁がなかったものが、私が本当の意味で変わらなければいけないと思ったときには、成長するチャンスが自然に訪れたのです。

瞑想呼吸法とセミナーを通して、肩の力が抜け、周囲の人々への感謝があふれ、どんな事柄も私の成長を促すための糧であると自然に思える自分を発見したとき、私はこの力の不思議さを考えずにはいられませんでした。

その後は、たくさんの仲間たちに支えられ、助けられながら仕事をする中で、かつて上司がそうであったように、自分自身が「やりたい」と思ったことが次々と実現していくという不思議を体験しました。上司に対して「何かが大きく変わった」と私が感じた、その「何か」とは、彼女の心だったことに気づきました。

今、私が感じているのと同じように、感謝の思いが芽生えると人にやさしさをもって接することができ、生きる目標が定まると心に迷いがなくなります。そして、正しい思いにはそれを助けようとする力が働いて、実現されるための道がおのずと拓けていくのです。

原先生との出会い、瞑想呼吸法との出会いにより、私自身、この世の中に偶然はない、私たちの身の周りに起こるすべては必然であることを実感しています。

【原 久子の瞑想呼吸法クラスの内容】

『太陽呼吸法』『感謝の呼吸法』『満月呼吸法』『希望実現呼吸法』『自己ヒーリング呼吸法』『他者ヒーリング呼吸法』『脳活性呼吸法』『マントラ呼吸法』『視力回復呼吸法』

その他、毎回瞑想の誘導があります。

◆本書を読まれて瞑想呼吸法に興味をお持ちになられた方は、左記へお手紙（ハガキ）かＦＡＸで資料をご請求ください。

なお、『真我実現瞑想法』や『呼吸法』のビデオテープ、そして瞑想のＣＤなどをご希望の方も左記へお問い合わせください。

《お問い合わせ先》

原アカデミー株式会社

〒一六七—〇〇五四

東京都杉並区松庵三の四十の十五 グリーンハイツ１０３

ＦＡＸ　〇三—三三三五—三二〇二

ホームページ　http://www.haraacademy.jp　メールアドレス　info@haraacademy.jp

運を引き寄せ 人生が思い通りになる

呼吸メソッド

著 者 原 久子
発行者 真船美保子
発行所 KK ロングセラーズ
東京都新宿区高田馬場4-4-18 〒169-0075
電話 (03) 5937-6803(代) 振替 00120-7-145737
http//www.kklong.co.jp

印刷・製本 大日本印刷(株)
落丁・乱丁はお取り替えいたします。※定価と発行日はカバーに表示してあります。
ISBN978-4-8454-2509-9 Printed In Japan 2023